U0201048

内治骨病验案师徒问答录

主编 ▫—▫

刘康 周航 史晓林

全国百佳图书出版单位
中国中医药出版社
·北 京·

图书在版编目（CIP）数据

内治骨病验案师徒问答录 / 刘康，周航，史晓林
主编 . -- 北京 : 中国中医药出版社，2024.8（2024.11重印）
ISBN 978-7-5132-8022-8

Ⅰ.①内… Ⅱ.①刘… ②周… ③史… Ⅲ.①骨损伤—
医案—汇编—中国 Ⅳ.① R274

中国国家版本馆 CIP 数据核字 (2023) 第 008211 号

中国中医药出版社出版

北京经济技术开发区科创十三街 31 号院二区 8 号楼
邮政编码　100176
传真　010-64405721
北京盛通印刷股份有限公司印刷
各地新华书店经销

开本 880×1230　1/32　印张 4.5　字数 99 千字
2024 年 8 月第 1 版　　2024 年 11 月第 2 次印刷
书号　ISBN 978 - 7 - 5132 - 8022 - 8

定价　32.00 元
网址　www.cptcm.com

服务热线　010-64405510
购书热线　010-89535836
维权打假　010-64405753

微信服务号　zgzyycbs
微商城网址　https://kdt.im/LIdUGr
官方微博　http://e.weibo.com/cptcm
天猫旗舰店网址　https://zgzyycbs.tmall.com

如有印装质量问题请与本社出版部联系（010-64405510）

编委会

主　编　刘　康　周　航　史晓林

副主编　何才剑　魏　杰　唐彬彬

编　委（按姓氏笔画排序）

丰　杰　王　申　毛应德龙　孙坚刚

李少华　余　阳　汪　煌　　陈　琪

陈天鹏　房谋昊　袁一峰　　黄　海

康石发　梁博程

编写说明

  浙江中医药大学附属第二医院史晓林教授是浙江省名中医，行医三十余载，内外兼修，擅长骨伤、中医杂症的诊治，尤其擅长骨质疏松症的诊疗，对于临床常见的颈椎病、腰椎间盘突出症也有独到见解。

  为了更好地做好中医药的传承，为临床医生提供更多的临床思路，我们收集了史晓林教授的临床医案，并加以整理，形成本书。本书以师生问答的形式，将史晓林教授临床诊疗过程展现出来，让读者更好地体会史晓林教授的诊疗思路。本书主要介绍骨质疏松症、颈椎病、腰椎间盘突出症这 3 种临床极其常见的骨科疾病。

  整理本书的过程，是我们传承学习中医的过程，亦是我们对史晓林教授多年临床经验不断汲取的过程。奈何受限于我等水平，尚未能将史晓林教授的学术思想和临床诊疗思路完全展现出来，故将此作为整理史晓林教授学术及临床经验的一个开端，希望在今后的实践中继续加以完善。若有不当之处，亦希望读者提出宝贵意见，以便再版重印时修订提高。

编委会

2023 年 11 月

史晓林简介

　　史晓林，浙江中医药大学附属第二医院骨质疏松中心主任，医学博士后，主任中医师，教授，博士生导师，省级名中医。中华中医药学会骨质疏松共同体主席，中国老年医学学会骨质疏松分会副主任委员，浙江省中西结合学会骨质疏松专业委员会主任委员，浙江省康复医学会骨质疏松专业委员会主任委员，浙江省医学会骨质疏松与骨矿盐专业委员会副主任委员，浙江省中医药学会骨伤科分会副主任委员，浙江省"151"人才第一层次。国家中医药管理局"十二五"重点学科带头人，国家中医药管理局"十一五"重点专病和"十二五"重点专科带头人，浙江省中医药管理局"十三五"重点学科带头人，浙江省中医药代谢性骨病重点实验室主任。《中国骨质疏松杂志》副主编，《中国中医骨伤科杂志》副主编。主持国家自然科学基金项目4项，主持省部级项目18项，获省部级科技奖二等奖4项。临床上应用自拟方治疗骨质疏松和骨关节病，尤其擅长中西医结合治疗颈、肩、腰腿痛疾病，对骨折迟缓愈合及不愈合有独到之处。

目　录

第一章 骨质疏松症

骨质疏松症在中医学没有特定的病名，中医文献中"骨痿""骨枯""骨蚀"的描述与之最为相近。目前，中医学界把"骨痿"作为骨质疏松症的中医病名，已成共识。骨痿是一类因先天不足，或后天失养导致的以虚为本，以瘀为标的年龄相关性疾病。临床上症状隐匿，主要以疼痛、脊柱畸形，甚至骨折为临床表现。

【病因病机】骨痿的病因病机各医家都有自己独到的看法，可谓百家争鸣。但总结起来无外三条：一因肾虚，二因脾虚，三因血瘀。史晓林教授根据多年临床实践及参考各家论著，提出了"虚瘀致痿""三因一变"病因病机理论。"虚瘀致痿"指在骨痿的病因之中"虚""瘀"两者是最主要的致病因素，"虚""瘀"两者互为因果，如气虚致血瘀，血瘀失养致虚，两者恶性循环致骨痿。"三因一变"中的三因为虚、瘀、毒，虚包括肾虚、脾虚、肝虚；瘀指血瘀；毒指因虚生毒，因瘀致毒。一变指虚瘀毒三种因素下损伤骨质，最终量变产生质变而骨折。

（1）虚：史晓林教授认为，脆性骨折以虚为本。其中，虚又以肾虚为多，或兼脾虚，或兼肝虚，或三者有之。《素问·痿论》曰："肾藏精，主骨生髓。"清代唐宗海在《中西医汇通医经精义》中对其进行了扩展解释："肾藏精，精生髓，髓生骨……髓在骨内，髓足则骨强。"金·成无己《注解伤寒论》述："脾合荣气，荣养骨髓，实肌肉，濡筋络。"《灵枢·经脉》云："骨肉不相亲则肉软却……骨先死。"《中西医汇通医经精义》中述："筋为骨之使也，凡骨节之病，皆责之于筋。"

（2）瘀：老年人体质多虚多瘀。《灵枢·营卫生会》曰："老者之气血衰其肌肉枯，气道涩。"血瘀可因虚而来，也可因病久生瘀。刘德玉教授认为，骨痹之病，多肾肝脾虚，兼夹血瘀。清·周学海《读医随笔》中记载："阴虚则血滞，阳虚则血凝。"病久则生瘀。清代叶天士云"久病入络"正是言此。

（3）毒：史晓林教授认为，骨痿之毒有两种来源，一者，因虚致毒；二者，因瘀致毒。虚瘀日久，酿而生毒，毒损骨络，最终导致骨痿。正如《慎斋遗书》所言："凡毒，血气不足而成；气血凝滞，毒之所由发也。"《金匮要略》曰："毒者，邪气蕴结不解之谓。"毒，可因虚、瘀而致，亦有源于体外的外毒和源于体内的内毒之分。体内之毒多数如上述所论述，而体外之毒，往往来源于药物或者食物。其中，糖皮质激素是导致脆性骨折最常见的药毒。中医认为：体内生理性糖皮质激素为少火，对人体有益；而药物糖皮质激素为壮火，火盛则为火毒。壮火食气蚀骨，导致脆性骨折。《素问·热论》有云，骨痿，皆生于大热也。在食毒方面，过咸是导致骨痿，甚至骨折的重要方面。《素问·生气通天论》曰："味过于咸，大骨气劳。"《金匮要略·中风历节病脉证并治》中也指出："咸则伤骨，骨伤则痿，名曰枯。"

【治法】

①脾肾阳虚证：健脾温肾，温经健骨。

②肝肾阴虚证：滋补肝肾，填精壮骨。

③肾虚血瘀证：补肾活血，化瘀止痛。

【方剂】

①脾肾阳虚证：强骨饮加炒仙茅、肉苁蓉。方中黄芪、鹿角霜为君药，黄芪补气健脾、益气固表、祛瘀散结；鹿角霜补肾助阳、收敛止血，共奏补气健脾之大功；臣以骨碎补、杜仲、续断补肾壮骨；炒仙茅、肉苁蓉合用增强补肾助阳之功，配以川芎、鸡血藤、肉桂、露蜂房温阳益气，补血活血通络；佐以忍冬藤、独活、秦艽、防风祛风寒湿，强筋骨、止痹通。诸药同用共奏健脾温肾、温经健骨之功。

②肝肾阴虚证：强骨饮加生地黄、桑寄生。加用生地黄、桑寄生增强滋补肝肾之力。

③肾虚血瘀证：强骨饮加独活、防己合用。加用独活、防己以增强通络止痛之力。

第一节

绝经后骨质疏松症

　　史晓林教授对绝经后骨质疏松症（PMOP）的诊疗有着多年临床经验和丰富的理论认知，从"虚不受补""独取阳明""辛以润之"等多个方面出发，将中医基础经典理论同绝经后骨质疏松症结合论述，并将之运用到临床实践中，效果斐然。

　　中医对绝经后骨质疏松症虽无明确命名，但根据其特点可将其归属为"骨痿"范畴，为痿证的一种。《素问》中曾提到"治痿独取阳明"这一经典治法，可以此来论治绝经后骨质疏松症。

　　绝经后骨质疏松症的发病与肝、脾、肾密切相关，绝经后女性身体各方面机能下降，易表现为肾精不足，肝郁气滞，脾胃亏虚等。先天肾精亏虚，则不能温养激发后天脾胃，脾胃亏虚后失于运化，不能补养培育先天肾精，先后天之精气不能互促互助。同时绝经后女子因精神心理状态的改变，易致肝郁，疏泄失职，脾胃化生气血不足以养肝，导致身体各脏腑机能进一步衰弱。肝主筋、脾主肉、肾主骨，绝经后妇女筋骨肉皆不足，筋弛肉纵、骨惫体虚，易发为绝经后骨质疏松症。而"治痿独取阳明"这一经典理论，又有如下释义。一是独取实非单取、只取，而是应取、重点取之意；二为阳明意为中焦脾胃脏腑；三是阳明为多气多血之经，主润宗筋，可从此论之。因此，在临床应用中，要注意补脾胃化生气血，即治疗时应注意绝经后女性脾胃功能减退，新陈代谢变差，精微物质不易吸收消化的特点，重视脾胃虚弱，气血不足的病机，加强补益调节阳明脾胃，食足则精足，精足则气血得生，冲任得荣，身体调和。则无论是筋肉之松弛痿废还是一系列绝经后骨质疏松症之症状都会得到缓解。同时亦关注肝肾及其他治疗，可行健脾补肾养肝、解郁生血通络等治法。不可只治一脏，顾此失彼。

"虚不受补"理论起源于陈士铎编纂的《本草新编》，其中明确记载："然往往有愈补愈虚者……愈补愈虚者，乃虚不受补，非虚不可补也。"虚不受补的释义存在狭义和广义的区别，狭义指由于体质的差异、脾胃功能失常等因素，致使补虚的药物不能被人体吸收，反而加重脾胃负担，难以发挥其本来的功效；广义主要是指虚证之人在服用补虚的药物后，疗效不佳，甚至出现相关的不良病理反应。女性在绝经后，由于天癸枯竭，从而导致肾精亏虚的情况加重，而肾精亏虚又是导致绝经后骨质疏松症发生的重要原因。

绝经后女性除"虚"外的另一体质特点则是"瘀"。肾虚日久会致脾虚，而脾虚日久则致气血无以化生，即脾的运化功能失常导致体内生化物质无法吸收，气虚又会致血瘀。女性绝经后，肾脾功能衰退，从而影响精、气、血、津液的生成和运行，日久则会导致"瘀"的形成。史晓林教授据此理论认为，单纯补虚，不仅会加重脾胃运化功能的负担，甚至壅滞脾胃之气，加重体内血瘀的症状，对疾病的治疗起相反效果。因此，中医药在临床应用过程中，应注重虚瘀同治，肾脾同调，扶正祛邪并用，避免单纯的补虚，导致虚不受补的情况发生。因此，绝经后骨质疏松症的中医治疗原则之一即不仅需要补肾健脾，还需活血化瘀，通经活络。从脾肾出发，从虚、瘀论治，达到肾脾兼治，虚瘀同调的目的，以补肾、健脾、活血为基本治法。如此扶正祛邪并用，既治标也治本，可使扶正不留邪，祛邪不伤正，达到更好的疗效。

《内经》"肾苦燥"可理解为"肾苦于燥"。肾的病理特点可以认为是易生内燥，即阴虚。"肾苦燥"，即肾之病易致阴虚内燥的"燥"症。辛味药走散内脏和外部皮毛，原理是通过开腠理，通玄府，走三焦，助津液运行，均可到达病所。无论是肺气还是脾气，都在充养先天肾之精气，使得肾在生髓濡骨的功能中起着重要的中介作用。女子在绝经后因为肝肾亏虚，天癸不能周养全身，引起骨质疏松症。肝肾阴虚，阴虚则易致瘀，虚瘀循环，治则当以益气温经，滋补肝肾，养血壮骨。乙癸同源，肝血可转化为肾精，肾精亦可化为肝血，二者相互转化，故在中医论治绝经期骨质疏松肝肾阴虚型时着重肝肾同治，同时兼顾后天脾胃，肝血足，则肾精充，可养后天之本，脾胃运化，则水谷精气充于肾，亦可化血，肾精充，则髓养骨，从而达到治疗和预防绝经后骨质疏松症的作用。

案一　朱某，女，38岁。

主诉：腰背疼痛伴活动受限5个月。

患者5个月前提重物后出现腰部疼痛伴活动受限。患者在家卧床休养数日后症状有所缓解，后因再次提重物致症状加重。于杭州市一医院就诊，服用弥可保1片，日2次，症状缓解。目前患者症状较前稍有好转，但仍有腰部疼痛伴活动受限，不敢活动。患者平素形体消瘦，纳少，气短乏力，动则尤甚。既往无高血压，无糖尿病，已绝经8年。

现症见腰背部疼痛明显，活动、受凉即加剧，畏寒喜暖，面色苍白，口唇色淡。舌暗淡，苔白，脉细弱。

查体：胸1、3、5棘突旁压痛，叩击痛明显，双侧腰部压痛明显，腰部活动受限。

辅助检查：腰椎MR：T11及L1、3、5椎体骨折。腰背侧软组织水肿。L2/3椎间盘膨出。骨密度T值-4.2。

西医诊断：骨质疏松症伴病理性骨折。

中医诊断：骨痿，脾肾阳虚证。

治法：温补脾肾，强筋壮骨。

处方：蜂房5g，生防风10g，秦艽10g，鸡血藤15g，忍冬藤25g，鹿角霜15g，川续断15g，生杜仲10g，骨碎补9g，生黄芪30g，生川芎10g，肉桂5g，三棱9g，温山药15g。

7剂，日1剂，水煎服，早晚温服。

嘱患者口服碳酸钙1包，每日1次；骨化三醇1颗，每日1次；福善美1颗，一周1次。并卧床休息，避免体力活动。

二诊：患者自述腰部疼痛较前好转，现可稍事活动，但近期睡眠欠佳，舌暗淡，苔白，脉细弱。

处方：原方加用茯神15g，夜交藤15g，再服7剂。

三诊：患者服药期间再无失眠情况，腰痛较前亦有好转，但仍畏寒喜暖，诊其舌脉，舌暗淡，苔白，脉细弱。

处方：二诊方去夜交藤，加干姜9g，再服14剂。

四诊：患者现感腰背部疼痛明显好转，畏寒喜暖较三诊时有所改善，现已敢下地走路，嘱患者卧床锻炼腰背部肌肉，中药原方去防风。

再服 1 月，症状基本消失，嘱长期服用抗骨质疏松药物。

【师生对谈】

生：本例患者 38 岁绝经，但不愿告知绝经原因，我们在治疗时需要注意什么？

师：在这种情况下，我们不能急于给患者用药，而是先对患者进行相关检查，本例患者治疗前在我院进行过较完善的检查，特别是肿瘤相关方面，并未发现明显的异常，我们才考虑对其进行治疗，但是在治疗方面也较为保守。治疗前期处方一周调整一次，便于观察患者病情变化，如有不适可以及时进行调整。在治疗半月后发现患者症状有所好转，且无明显不良反应，因此处方改为服用半月甚至一月。

生：患者之前有过骨折病史，后期我们如何防范再次骨折？

师：我们知道骨质疏松症患者骨折之后再骨折发生率会大幅增加，但是再骨折往往发生在日常生活中，单纯药物治疗未必有效。所以我们防范再骨折方面更应注重患者的院外管理，必须在此类患者就诊时做好患者教育工作，反复嘱咐患者必须按时用药，定期复查，同时进行肌肉力量锻炼，避免提重物、摔倒等风险因素。

案二 孙某，女，58 岁。

主诉：腰背部疼痛伴下肢放射痛 1 个月，加重 3 天。

患者自述 1 个月前过度活动致腰背部疼痛剧烈，伴腰部活动障碍，下肢放射痛，当日于社区医院就诊，诊断为腰椎间盘突出，予膏药外用，嘱卧床休息为主。卧床半月后腰背部疼痛稍有改善，下地活动时出现下肢酸软无力症状。

现症见腰背部疼痛，双下肢酸软，行走受限，时有心烦，手足心热，夜间盗汗甚，大便干，小便略有涩痛感。舌红苔薄，脉细数。

查体：神志清，精神可，脊柱无侧弯，后突畸形，腰背部压痛阳性，叩击痛阳性，转身不利，四肢肌肉无压痛，右下肢直腿抬高试验阳性，双下肢髂腰肌肌力Ⅳ级，股四头肌肌力Ⅴ⁻级，小腿及足背皮肤感觉正常，生理反射正常存在，病理反射未引出。

辅助检查：门诊查 BMD（双能 X 线）：T 值 –2.7；腰椎间盘 CT 示：L3/4 椎间盘膨出，L4/5、L5/S1 椎间盘突出。

西医诊断：骨质疏松症，腰椎间盘突出症。

中医诊断：骨痿，腰痛病，肝肾亏虚证。

治法：补益肝肾，滋阴养血。

处方：女贞子 10g，黄芪 30g，当归 12g，川芎 12g，骨碎补 10g，杜仲 12g，熟地黄 25g，赤芍 12g，山茱萸 15g，独活 15g，秦艽 15g，续断 30g，鸡血藤 15g，忍冬藤 25g，丹皮 12g。

14 剂，日 1 剂，水煎服，早晚温服。

二诊：患者服药 1 周后复诊，自述下肢力量较以前略有增强，每日可少量行走，但时有潮热，心烦难眠。舌红少苔，脉细数。

处方：前方加麦冬 10g，酸枣仁 6g，滋阴养血，补肾强腰。

三诊：患者服药 1 个月后复诊，自述腰膝酸软好转，现可去拐缓慢行走，夜间潮热，心烦不寐症状改善，但时有疲惫，面色无华，偶有头晕。舌红少苔，脉细。

处方：前方去酸枣仁、赤芍，加党参 10g，龙眼肉 10g，补气养血。

四诊：患者服药 3 个月后复诊，自述膝软无力症状明显改善，查体右下肢肌力Ⅴ级，左下肢Ⅳ级，小腿肌肉萎缩好转，夜间睡眠可，无潮热盗汗，舌淡红苔白，脉弦细。原方续服，嘱按时复查。

五诊：半年后，患者复诊，自述偶有下肢痿软，无明显其余不适。舌红苔薄白，脉细数。辅助检查：BMD（双能 X 线）示 T 值 –2.5。嘱患者平时坚持抗骨质疏松治疗，注意补充营养，坚持服用钙剂及维生素 D，注意康复锻炼，加强肢体功能锻炼。

【师生对谈】

生：中医是怎么看待绝经后骨质疏松症的？

师："七七，任脉虚，太冲脉衰少，天癸竭，地道不通，故形坏而无子也。"绝经后骨质疏松症主要是肾虚导致的，因此在治疗绝经后骨质疏松症的时候我们必须以补肾为基础，在此基础上进行辨证加减。

生：此患者中医辨为肝肾阴虚，在治疗方面我们需要注意什么？

师：肝肾阴虚型绝经后骨质疏松症主要以滋补肝肾为主，这是众所周知的，但是滋阴药多滋腻。"肾苦燥，急食辛以润之"，我们在用药时需要注意在滋阴补血的同时应用补阳药，激发阳气布散阴津，达到阳中求阴，以阳助散阴的效果。方中以熟地黄、女贞子、山茱萸为君药，以补益肝肾之阴，肝肾强则筋骨强；大量黄芪益气生津，配当归有当归补血汤之意；鸡血藤、忍冬藤、独活舒筋活络，通经止痛；当归、川芎、赤芍、秦艽可活血通经，补血行血，以使经脉流通，营养筋骨；续断、杜仲、骨碎补可强筋骨，壮腰膝。诸药配合，有补益肝肾、强健筋骨、温经通脉之功。

案三　赵某，女，62岁。

主诉：反复腰背部酸痛伴有肋间隐痛半年。

患者自述近半年反复腰背部酸痛伴有肋间隐痛，无双下肢放射痛，活动无明显受限，外院予依托考昔片，症状无明显改善，遂来就诊。

现症见腰背部疼痛，胁肋部疼痛，易怒，胸闷，情志不舒，时热而无汗，胃纳可，大便干。舌红苔薄，脉弦数。

查体：神志清，精神可，脊柱无侧弯，后突畸形，腰背部压痛阳性，四肢肌肉无压痛，胸廓挤压试验阴性，双下肢直腿抬高试验阴性，双下肢肌力V⁻级，小腿及足背皮肤感觉正常，生理反射正常存在，病理反射未引出。

辅助检查：BMD（双能 X 线）：T 值 –3.1。腰椎 CT 平扫：提示 L3/4、L4/5 椎间盘膨出。胸部平片：肋骨无明显骨折。

西医诊断：骨质疏松症，肋间神经炎。

中医诊断：骨痿，胁痛。肝郁血虚，肾阴不足证。

治法：疏肝养血，滋阴补肾。

处方：黄芪 30g，川续断 12g，川芎 15g，鸡血藤 25g，杜仲 12g，山楂 6g，骨碎补 10g，露蜂房 20g，柴胡 6g，当归 12g，白芍 12g，茯苓 15g，丹皮 6g，白术 12g，秦艽 15g，忍冬藤 25g。

14 剂，日 1 剂，水煎服，早晚温服。

二诊：患者服药 1 周后复诊，腰背部仍疼痛，胁肋部疼痛好转，胸闷不舒症状缓解，下午潮热症状稍有改善。

处方：前方去山楂 6g，加片姜黄 9g，羌活 15g，温经通络止痛。

三诊：患者服药 1 个月后复诊，目前无明显腰痛，潮热无汗症状基本缓解，但胁肋部仍有隐痛，近日胃纳不舒，夜寐差。舌尖红，苔腻，脉弦数。

处方：前方去忍冬藤，加阳春砂 6g，夜交藤 15g，化湿和胃，养心安神。

四诊：患者服药 3 月后复诊，各项症状均好转，夜寐安，胃纳可，二便无特殊。舌红苔薄白，脉弦。停用中药，嘱按时复查各项指标。嘱患者平时坚持抗骨质疏松治疗，注意补充营养，钙剂及维生素 D，注意康复锻炼，加强肢体功能锻炼。

【师生对谈】

生：临床上腰痛极为常见，如何判断是骨质疏松导致的？

师：腰痛的原因有很多，但各有区别。临床常常需要与腰椎间盘突出、腰肌劳损等鉴别。与之相比骨质疏松症有自己的特点，首先，从症状上看骨质疏松症引起的腰痛主要是骨骼的疼痛，压痛、叩击痛常在棘突上，而腰椎间盘突出、腰肌劳损的疼痛为肌肉酸痛，压痛、叩击痛常在棘突旁。其次，骨质疏松症可以引起全身性骨痛，不仅仅局限于腰部，只是以腰部最为常见，所以在问诊的时候也要问有没有其他部位的骨痛。辅助检查骨质疏松症需要测量骨密度以确诊，目前可以通过扫描 QCT 骨密度，在获得骨密度的同时检查腰椎间盘等，借助影像学排除其他疾病。

生：复诊时为何加入阳春砂、夜交藤？

师：加入这两味药主要是根据患者的病情变化，患者在服药 2 次后出现了腹部不适和夜寐差，可能与方中活血化瘀药多相关，所以加入阳春砂护胃，夜交藤助眠。

案四　陈某，女，50 岁。

主诉：腰背疼痛 3 年，加重 1 月。

患者近 3 年感腰背疼痛，以弯腰和下蹲时加剧，近 1 个月腰背疼痛加重，胃纳较差，偶有潮热盗汗。舌暗红苔滑，脉濡数。既往 4 年前因子宫肿瘤行子宫及双侧卵巢切除术，术前月经无异常，3 年前因摔跤致外踝骨折，无高血压、糖尿病等慢性病史。

现症见腰部疼痛，潮热盗汗。舌暗红苔滑，脉濡数。

查体：身高 162cm（原来 164cm），体重 54kg，发育正常，营养良好，神志清楚，自主体位，查体合作。脊椎无畸形，无压痛及叩击痛，直腿抬高试验（－）。

辅助检查：血钙、血磷无异常。BMD（双能 X 线）T 值 -3.0。

西医诊断：严重骨质疏松症。

中医诊断：骨痿。肾虚血瘀证。

治法：补肾活血化瘀。

处方：川续断 30g，黄芪 30g，当归 30g，丹参 30g，忍冬藤 25g，鸡血藤 25g，鹿角霜 20g，露蜂房 20g，骨碎补 20g，川芎 20g，杜仲 15g，防风 15g，茯苓 10g，阳春砂 15g，银柴胡 12g。

14 剂，日 1 剂，水煎服，早晚温服。

另，地舒单抗 60mg，1 支，皮下注射，半年 1 次。骨化三醇 0.25μg，口服，一日 2 次。

嘱患者：①加强锻炼；②增加日照时间；③饮食指导：增加钙摄入，如牛奶、豆制品、虾皮等；④预防跌倒，避免骨折的发生。

二诊：患者 2 周后复诊，患者诉腰部疼痛稍有缓解，但胃纳仍欠佳，苔滑。

处方：加用白术 15g，鸡内金 15g，续服 14 剂。

三诊：患者诉腰部疼痛明显缓解，胃纳好转，潮热症状未发。嘱患者继续按原计划治疗，二诊方继服 14 剂。

【师生对谈】

生：绝经后骨质疏松症用纯中药治疗，不用西药可以吗？

师：目前，无论是原发性骨质疏松还是继发性骨质疏松，都应该采用中西医结合的方式。治疗骨质疏松中西医各有优势，西药如双膦酸盐、特立帕肽、地舒单抗对提高骨密度，降低骨折风险效果明确。中药有着增效减毒的作用，改善临床症状有优势。中医方面，强骨饮为常用方，现代研究表明：强骨饮可以改善骨质疏松患者中医临床症状、骨代谢水平，对骨密度提升有辅助作用。在现实使用中，单独使用中药治疗骨质疏松是有局限的，必须联合基础治疗（钙＋维生素D）。在骨丢失急性期，如骨折患者，骨量会急剧下降，或者骨痛的患者，应使用鲑鱼降钙素或鳗鱼降钙素。对于绝经后女性患者，可以使用地舒单抗注射液。

生：如何防止绝经后骨质疏松症患者身高降低？

师：本例患者在患病之后身高下降，主要是由于胸腰椎椎体变扁。而导致这一结果最直接的因素就是胸腰椎骨折，要防止身高降低必须在发现骨质疏松骨折的早期就进行手术治疗，防止椎体继续受压变扁。临床上我们也发现很多患者比较在意驼背及身高降低，因此我们要在发现骨质疏松症的早期就告知患者这一风险，引起患者的警惕，进行早期治疗，尽可能防止骨折的发生。

第二节

老年性骨质疏松症

　　"内毒致骨痿"是史晓林教授总结 10 余年骨痿研究经验提出的一个重要概念。"内毒"的来源主要责之于各种原因引起的脏腑功能衰退，继而导致脏腑所生之气血、津液、阴阳失常，化而为毒，因脏腑虚衰于前，机体解毒能力衰退于后，其造成的损害更为严重。内毒的产生是一个渐进的过程，邪气的蕴结是内毒产生的重要一环。在骨痿发生的初期，脏腑功能虚衰为内毒的产生奠定了基础。骨痿的发生，与脾肾最为相关。此外，心、肝、肺虽不直接影响骨，但也不能忽视。各脏腑的虚衰导致其功能发生障碍，继而影响气血阴阳的产生及其功能。《周慎斋遗书·外科杂证》指出："凡毒，血气不足而成；气血凝滞，毒之所由发也。"瘀血的产生是"毒"产生的物质基础。随着瘀血的发生发展，加之脏腑虚衰的基础，虚、瘀二者共同作用，瘀血逐渐转化为"瘀毒"而对机体造成更为强烈的损害。

　　在瘀毒的影响下，气血运行都会受到影响，机体也会做出相应的反应；最突出的表现即为骨痛，"瘀毒"深伏久滞是骨痛发生的重要因素。中医在论述疼痛时，强调"不通"与"不荣"的重要性，气血受"瘀毒"摄伏，气血失和，一方面促成新的瘀血的产生，增强"瘀毒"的毒性；另一方面气滞血瘀于骨骼处，局部"不通"造成疼痛的发生。瘀毒的另一个重要影响即为骨折的发生。《养生要集》言："百病横生……触其禁忌成瘀毒，缓者积而成，急者交患暴至。"瘀毒内积达到一定程度是发生质变的基础，指出了"瘀毒"缓积暴至的特点。"瘀毒"潜伏于骨骼周围，日益侵蚀骨质而造成骨质逐渐疏松，骨密度日益降低，骨小梁厚度降低，间距明显增宽，骨质更加松脆，微小外力下就可产生骨折。"瘀毒"是骨折发生发展的关键因素。

总的来说，老年性骨质疏松症起于虚，成于瘀，病变于毒，其本在虚，其标在瘀，因瘀致毒。"瘀毒"伴随着瘀血的积聚而产生，"瘀毒"依附于瘀血而存在，瘀血化除后则毒无所依附，随之而解。瘀血因脏腑虚衰而产生，瘀血形成后又可导致脏腑进一步虚衰，二者之间相互产生影响；故在化瘀同时要兼顾对虚衰脏腑的调养。骨痿从内毒论的治疗原则在于"虚瘀兼顾，除毒之依附"，补虚除瘀，瘀化而毒除。

案一 刘某，女，74岁。

主诉：腰背部酸痛半年余，加重1周。

患者半年前无明显诱因出现腰背部酸痛，不剧烈，夜间疼痛明显，双下肢时有无力，后于当地社区卫生服务中心就诊，查超声骨密度T值-3.0，诊断为骨质疏松症，予钙尔奇D，日1片，骨化三醇，日1片，口服，因上述症状未见明显好转，于1周前腰背痛加重，为求诊治遂来我院门诊。

现症见周身疼痛，腰背部较为明显，双下肢略感乏力，时有心烦，盗汗，失眠多梦，大便干，小便正常。舌暗苔少，舌下有瘀斑，脉细涩。

查体：神志清，精神可，脊柱无侧弯，后突畸形，腰背部压痛阴性，叩击痛阳性，转身不利，四肢肌肉无压痛，双上肢肌力正常，下肢肌力Ⅳ级，生理反射正常存在，病理反射未引出。

辅助检查：BMD：T 值 -3.8，腰椎间盘 CT 平扫提示 L3/4、L4/5 椎间盘膨出。血钙 2.09mmol/L。

西医诊断：骨质疏松；失眠。

中医诊断：骨痿，不寐。肾虚血瘀证。

治法：益气补肾，活血化瘀。

处方：生黄芪 30g，盐杜仲 15g，焦山楂 12g，骨碎补 20g，当归 10g，生防风 10g，鸡血藤 25g，忍冬藤 25g，川续断 15g，制大黄 10g，秦艽 10g，神曲 15g，酸枣仁 10g，茯苓 12g，蜂房 5g，厚朴 10g。

14 剂，水煎服，日 1 剂，饭后服用。

二诊：患者 2 周后复诊，腰背部疼痛明显缓解，双下肢乏力略减轻，纳可，大便干燥改善，但仍有盗汗、心烦等不适，夜间难以入眠症状未改善。舌暗红少苔，脉细涩。

处方：原方去鸡血藤，加夜交藤 15g，柏子仁 12g 安神定志。

14 剂，水煎服，日 1 剂，饭后服用。

三诊：患者服药 1 个月后复诊，腰背部疼痛较前缓解，双下肢乏力感消失，无盗汗、心烦等不适，夜间睡眠改善，纳可，二便无殊。舌暗苔薄白，舌下仍有瘀斑，脉涩。

处方：上方去制大黄，加入桑寄生 15g 补肾强腰膝。

14 剂，水煎服，日 1 剂，饭后服用。

四诊：患者自述现腰背部无明显疼痛，双下肢无明显乏力感，无盗汗、心烦等不适，便秘，胃胀，食纳欠佳。苔白腻，脉滑。下肢肌力正常。

处方：去酸枣仁、夜交藤，加枳实12g，炒麦芽15g，健脾和胃，消食导滞。

五诊：半年后患者复诊，腰背部无明显疼痛，双下肢无明显乏力感，无盗汗、心烦等不适，纳可，大便偏干。舌淡苔白，脉细。下肢肌力正常。查BMD T值 –3.5，血钙 2.18mmol/L。嘱患者平时注意补充营养、钙剂及维生素D，注意康复锻炼，加强肢体功能锻炼。

【师生对谈】

生：老年性骨质疏松与绝经后骨质疏松有何区别？

师：首先从性别上说，老年性骨质疏松既可以发生于男性，也可以发生于女性，而绝经后骨质疏松只能发生于女性。其次从发病时间来说，老年性骨质疏松的发病时间较绝经后骨质疏松更为广泛，绝经后骨质疏松主要发生于绝经后5～10年，而老年性骨质疏松则多在70岁以上。最后是病因上的区别，绝经后骨质疏松主要原因是雌激素缺乏，骨量迅速流失，松质骨丢失加快所致，而老年性骨质疏松是指因增龄、骨骼合成代谢功能降低、钙和维生素D缺乏等所致。

生：针对虚瘀共存的患者您又是如何用药呢？

师：该患者下肢活动不利，盗汗是为虚，腰背部疼痛明显，且舌紫暗有瘀斑，是瘀阻经络引起的疼痛，故治疗上应该补肾活血化瘀并重。本方以黄芪为君药，补益中气，取其"益气以生血，补血以行血"之效；佐以鸡血藤、忍冬藤、当归补血行气，活血止痛；杜仲、骨碎补、川续断补益肝肾，强健腰膝；秦艽、防风、蜂房祛风除湿通络，再加以茯苓、厚朴、焦山楂、神曲以益气健脾，化湿和胃。纵观全方，根据滋肾荣骨，调理脾胃，活血通络之治痿原则，加之患者夜间不寐，大便偏干，加以制大黄通便，酸枣仁养血宁心安神，随证加减，辨证用药精当，临床效如桴鼓，受益匪浅。

案二　李某，女，71 岁。

主诉：腰背部酸痛半年，加重 1 月。

患者自述半年前开始出现腰背部时有酸痛，活动时疼痛较甚，近 1 个月来疼痛明显，夜间睡觉及晨起时感周身疼痛不适，部位不定，活动后稍缓解，平时外用止痛膏，无明显效果，腰椎正侧位提示腰椎退行性改变。

现症见腰背部酸痛，呈持续性，夜间尤甚，形体消瘦，驼背，盗汗，大便偏干，小便量少。舌红少苔，脉沉细。

查体：腰背部广泛压痛，直腿抬高试验阴性，加强试验阴性，四肢肌力及肌张力正常，病理反射未引出。

辅助检查：BMD（双能 X 线）提示 T 值 –5.3。

西医诊断：骨质疏松症。

中医诊断：骨痿。肝肾阴虚证。

治法：补益肝肾，通络止痛。

处方：鸡血藤 15g，忍冬藤 25g，鹿角霜 15g，炒川续断 15g，焦山楂 12g，杜仲 9g，骨碎补 10g，蜂房 9g，炒川楝子 10g，生黄芪 30g，肉桂 6g，生川芎 10g，火麻仁 10g，防风 10g。

14 剂，日 1 剂，水煎服，早晚分服。

二诊：患者自诉腰背部疼痛较初诊时缓解，感食欲下降，夜间难以入睡，时有盗汗，偶感心慌不舒。舌红苔薄黄，脉沉弦。查体：腰背部轻度压痛，腰部活动受限，直腿抬高试验阴性，加强试验阴性，四肢肌力及肌张力正常，病理反射未引出。

处方：上方去鹿角霜、鸡血藤，加炒阳春砂 6g，枸杞子 15g。

14 剂，日 1 剂，水煎 200mL，早晚分服。

三诊：患者诉腰背部疼痛基本缓解，腰部活动无明显受限，仍感食欲不佳，睡眠无明显改善，便秘，小便短赤。舌红苔薄白，脉沉弦。查体：腰背部轻度压痛，活动无明显受限，直腿抬高试验阴性，加强试验阴性，四肢肌力及肌张力正常，病理反射未引出。

处方：上方去炒川续断、蜂房，加茯苓 10g，夜交藤 12g，酸枣仁 8g。14 剂，日 1 剂，水煎 200mL，早晚分服。

四诊：患者诉腰背部疼痛基本缓解，活动无明显受限，食欲明显改善，睡眠可。舌红苔薄白，脉沉弦。查体：腰背部无明显压痛，腰部活动无明显受限，直腿抬高试验阴性，加强试验阴性，四肢肌力及肌张力正常，病理反射未引出。

处方：上方去炒川楝子、肉桂。14 剂，日 1 剂，水煎 200mL，早晚分服。

【师生对谈】

生：中医在缓解骨质疏松症疼痛方面有什么方法吗？

师：骨质疏松症引起的疼痛主要是血瘀所致，我们在进行遣方用药的时候可加入活血化瘀的药物，如我们在强骨饮中用的地龙、莪术、三棱等，这些药物能够快速缓解患者的临床症状。

问：如何防范老年性骨质疏松症？

答：我们提出的"内毒论"认为骨质疏松症的发生是由于脏腑衰变所致，衰老不可避免，骨量丢失也不可避免，我们要做的是减缓脏腑衰老的速度，减缓骨量丢失的速度，所以看似与骨骼关系不大的养生其实可以在一定程度上防范骨质疏松症的发生，建议大家年轻时就多多锻炼，保持一定时间的日照，多吃钙含量较高的食物。

案三　徐某，女，80岁。

主诉：腰背部酸痛5年，加重1月。

患者自述5年前开始感腰背部时有酸痛，活动时疼痛明显，休息可缓解，阴雨天加重，近1月来疼痛频繁，今来我院就诊。

现症见腰背部酸痛，夜间尤甚，偶感腰部怕冷，畏寒喜暖，便溏，小便不利。舌红苔白腻，脉沉细。

查体：腰背部广泛压痛，直腿抬高试验阳性，加强试验阳性，双下肢肌力及肌张力正常，末梢感觉血运可，病理反射未引出。

辅助检查：BMD（双能X线）提示T值-4.8；腰椎正侧位提示腰椎退行性改变，CT提示腰椎间盘突出症。

西医诊断：重度骨质疏松症、腰椎间盘突出症。

中医诊断：骨痿，脾肾阳虚证。

治法：补肾壮阳，温补脾阳。

处方：黄芪30g，白术15g，怀山药15g，鹿角霜20g，骨碎补10g，杜仲10g，川续断15g，川芎12g，肉桂10g，忍冬藤10g，鸡血藤12g，车前子15g，泽泻10g，麦芽10g。

14剂，日1剂，水煎，早晚分服。

二诊：患者自诉腰背部疼痛程度减轻，腰部活动较前改善，仍偶感腰部怕冷，便溏好转。舌红苔薄白，脉沉细。查体：腰背部广泛压痛，直腿抬高试验阳性，加强试验阳性，双下肢肌力及肌张力正常，末梢感觉血运可，病理反射未引出。

处方：上方加干姜10g。

14剂，日1剂，水煎200mL，早晚分服。

三诊：患者诉腰背部疼痛基本缓解，活动无受限，大小便无特殊，舌红苔薄白，脉沉细。查体：腰背部轻度压痛，直腿抬高试验阴性，加强试验阴性，双下肢肌力及肌张力正常，末梢感觉血运可，病理反射未引出。上方续服，14剂，日1剂，水煎200mL，早晚分服。

【师生对谈】

生：如何分辨患者腰背部的疼痛为骨质疏松骨痛还是神经压迫导致疼痛？

师：临床可通过体格检查及患者疼痛部位在腰还是在背，有无下肢放射痛，有无酸胀无力不适感等方式分辨何种疼痛。但中药治疗时可通过辨证来缓解疼痛，无须细分来源。注意严重骨质疏松症患者的腰背疼痛需与骨质疏松性压缩性骨折的疼痛相鉴别，切勿误诊。

本案患者年老体弱，肾精亏虚，髓化生不足，骨骼无法受到滋养，则日渐骨痿。肾阳气不足，不能温煦腰部，见腰背部酸痛，腰冷，畏寒喜暖，夜尿偏多，清长，肾阳虚，火不暖土，则日久脾阳不足，脾失健运，则见便溏，舌红苔白腻，脉沉细均为阳虚之象。本方予以肉桂、怀山药、鹿角霜、骨碎补、杜仲、川续断等补肾壮阳，强健筋骨；黄芪、白术健脾益气；以忍冬藤、鸡血藤通经活络止痛；又予以麦芽消食和胃，助脾胃之运化；车前子、泽泻利尿通淋，改善小便不利。

案四　王某，女，78岁。

主诉：腰背部酸痛3年，感乏力1月。

患者自述3年前活动后感腰背部酸痛，程度较轻，休息时无明显不适，后疼痛症状逐渐加重，偶有周身酸痛不适。1周前开始感伴有全身乏力。

现症见周身酸痛，以腰背部为主，乏力，形体消瘦，夜间盗汗，大小便正常。舌红少苔，脉细数。

查体：腰背部广泛压痛，直腿抬高试验阴性，加强试验阴性，双下肢肌力及肌张力正常，末梢感觉血运可，病理反射未引出。

辅助检查：BMD（双能X线）提示T值 −5.2。

西医诊断：重度骨质疏松症。

中医诊断：骨痿，肝肾气阴两虚。

治法：补益肝肾，健脾益气。

处方：黄芪30g，白术12g，鹿角霜15g，女贞子15g，枸杞子12g，焦山楂12g，墨旱莲10g，延胡索15g，蜂房9g，炒川楝子10g，川芎10g，生防风12g，地龙15g。

14剂，日1剂，水煎，早晚分服。

二诊：周身疼痛仍有持续，但程度较前减轻，盗汗症状改善，仍感乏力不适。舌红少苔，脉细数。查体：腰背部轻度压痛，腰部活动稍受限，直腿抬高试验阴性，加强试验阴性，双下肢肌力及肌张力正常，末梢感觉血运可，病理反射未引出。

处方：上方加熟地黄15g，地骨皮10g。

14剂，日1剂，水煎200mL，早晚分服。

三诊：患者自诉腰背部稍许疼痛，腰部活动较前改善，现无明显盗汗，乏力较前改善，感心烦，睡眠困难。舌红苔薄白，脉细数。查体：腰背部轻度压痛，腰部活动无明显受限，直腿抬高试验阴性，加强试验阴性，双下肢肌力及肌张力正常，末梢感觉血运可，病理反射未引出。

处方：上方去山楂，加用远志12g，茯苓15g，夜交藤10g。

14剂，日1剂，水煎200mL，早晚分服。

四诊：患者自诉腰背部疼痛基本缓解，睡眠改善，目前无明显盗汗，乏力消失。舌红苔薄白，脉细。查体：腰背部轻度压痛，腰部活动无明显受限，直腿抬高试验阴性，加强试验阴性，双下肢肌力及肌张力正常，末梢感觉血运可，病理反射未引出。

处方：上方去鹿角霜、远志、夜交藤，加党参 10g。

14 剂，日 1 剂，水煎 200mL，早晚分服。

【师生对谈】

生：骨质疏松症因其症状隐匿，又称为"悄悄"的流行病，那么如何发现它呢？

师：骨质疏松症虽然症状隐匿，但还是有征象的。

（1）疼痛：疼痛是绝经后骨质疏松患者最常见的症状，也是大部分患者就诊的首要症状。疼痛最常见的部位为腰背部，四肢关节也可出现。疼痛以夜间疼痛和运动、劳累后疼痛为主，疼痛性质以冷痛、热痛、刺痛为主。

（2）脊柱畸形：绝经后女性在骨质疏松病变的过程中，常见的体征就是身高变矮、驼背等脊柱畸形。随着骨量的流失，脊柱椎体高度丢失，椎间盘退变，整个脊椎缩短 5 ~ 20cm，从而导致身长缩短。

（3）脆性骨折：绝经后骨质疏松最严重的并发症为骨质疏松性骨折，通常在日常生活中轻微外力作用时发生，骨折常见部位为胸腰椎、髋部、尺桡骨远端和肱骨近端，肋骨、骨盆、胫腓骨等部位亦可发生，且骨质疏松性骨折发生后，再骨折的风险显著增加。

骨痿语出《素问·痿论》，属痿证之一，症多见腰背酸软，难于直立，下肢痿弱无力，面色暗黑，牙齿干枯等。由大热灼伤阴液，或长期过劳，肾精亏损，肾火亢盛等，使骨枯而髓减所致。本例患者老年女性，系属肝肾阴虚所致骨痿，感腰背部疼痛，病久耗伤正气，导致气阴两虚，感乏力不适，夜间盗汗等，舌红少苔，脉细数亦是气阴两虚之表现。本方予以女贞子、枸杞子、墨旱莲补益肝肾，强筋健骨；鹿角霜补肾助阳，阳中求阴；黄芪、白术健脾益气；川芎行气止痛；炒川楝子疏肝泄热；地龙通经活络；蜂房、生防风祛风止痛；延胡索祛瘀止痛；焦山楂消食和胃，以防寒凉之品损伤胃阳。

案五　王某，女，83岁。

主诉：周身疼痛3月余。

患者自诉3个月前无明显诱因下感四肢及腰背部皆有疼痛，查腰部CT及四肢X线片均无明显特殊，患者既往体质一般，有高血压史10余年，现控制可。否认糖尿病、肾病等慢性病史，否认遗传病及传染病史。

现症见周身疼痛，胃纳好，夜寐差，小便清长，大便无特殊，舌淡苔薄，脉细。

辅助检查：腰部压痛（＋），叩击痛（＋），四肢压痛（－），叩击痛（－）。骨密度：T值 –2.8，Z值 –1。

西医诊断：骨质疏松症。

中医诊断：骨痿，脾肾阳虚证。

处方：生当归12g，生川芎10g，生黄芪30g，煅瓦楞子15g，炒川楝子10g，肉桂5g，骨碎补9g，生杜仲10g，生川续断15g，鹿角霜15g，忍冬藤25g，鸡血藤15g，秦艽10g，生防风10g，蜂房5g，夜交藤12g，肉桂6g，干姜6g。

14剂，日1剂，水煎服。

并予密盖息注射液 50IU，日 1 次，肌注，14 天。嘱患者多晒太阳，摄入钙元素，避免跌倒。

二诊：患者 2 周后复诊，诉仍有疼痛感，未见明显缓解。嘱患者原方蜂房加 5g，继服 14 剂，继予密盖息缓解骨痛。

三诊：患者 2 周后前来复诊，自觉较前疼痛减轻，有力气，原方去夜交藤再服 14 剂。

四诊：患者现疼痛好转，嘱患者定期随诊，半年后复查骨密度。

【师生对谈】

生：骨质疏松在中医上被称为骨痿，临床辨证分型主要有哪些？如何辨证？

师：根据临床实践及文献总结，骨痿一般分为脾肾阳虚证、肝肾阴虚证、肾虚血瘀证三种证型。

脾肾阳虚证：症见腰背冷痛，酸软乏力，甚则驼背弯腰，活动受限，畏寒喜暖，遇冷加重，尤以下肢为甚，或小便不利，小便频多，或大便久泄不止，五更泄泻，或浮肿，腰以下为甚，按之凹陷不起。舌淡或胖，苔白或滑，脉沉细弱或沉弦迟。

肝肾阴虚证：症见腰膝酸软无力，下肢抽筋，驼背弯腰；形体消瘦，眩晕耳鸣；或五心烦热，失眠多梦。舌红少津，少苔，脉沉细数。

肾虚血瘀证：症见腰背及周身疼痛，痛有定处，痛处拒按，筋肉挛缩，骨折，多有外伤或久病史；舌质紫暗，有瘀点或瘀斑，脉涩或弦。

骨质疏松症在临床上是常见的老年性疾病，本案患者为老年女性，发现全身骨痛，查双能 X 线骨密度发现数值降低，可诊断为老年性骨质疏松症。患者夜寐差，小便清长，大便无特殊，舌淡苔薄，脉细，可辨为脾肾阳虚证。治以健脾补肾助阳之法。本方中杜仲补肾助阳，强筋健骨，肉桂补火助阳，川芎、当归活血行气止痛，黄芪补气健脾，焦山楂、神曲、炒麦芽健脾暖胃，诸药合用，健脾补肾助阳。

第三节

继发性骨质疏松症

　　糖皮质激素性骨质疏松症（glucocorticoid-induced osteoporosis，GIOP）是最为常见的继发性骨质疏松。中医认为，糖皮质激素味辛，其性温热，为"纯阳壮火"药。《类经》曰："亢烈之火则害物，故火太过则气反衰。"我们认为长期应用糖皮质激素属于"壮火"，而"壮火食气"就是糖皮质激素性骨质疏松的主要病机。骨质疏松主要相关脏腑为肾脏，糖皮质激素为壮火，自然会损耗肾阴，根据"壮火食气"这一理论，应用糖皮质激素也会损耗肾气。"肾象取乎坎"，坎阳为人立身之本。长期服用"壮火"，则会损耗肾阴，过度激发坎阳，使坎阳浮跃。所以，在激素应用早期便会出现肾阴虚阳亢的症状。而临床出现 GIOP 的患者多长期应用激素，长期损耗肾阴，久而久之阴阳相生受到影响，肾阳亦会亏虚。所以，长期使用激素的患者常常会出现肾阴阳两虚的情况。肾阳为元阳，元阳不足，自然不能温煦脾阳，加之现代大部分人饮食不规律，脾胃功能本就欠佳，故不少患者在肾阴阳两虚的同时常兼有脾阳虚，甚至主要表现为脾肾阳虚。此为 GIOP 的基础病机。且虚久必瘀，周学海认为阴亏、阳亏、气乏均可发生血瘀。长期使用激素更是完全满足血瘀发生的条件，骨骼血运本就不如身体其他部位，血瘀则进一步加重了骨骼内部的营养运输，因此，我们认为虚瘀亦是 GIOP 发生的一个关键因素。同时血瘀则新血难生，血瘀会进一步加重人体的"虚"，两者形成一个恶性循环，当达到一定程度时，就会发生质变，也就是 GIOP 甚至是骨质疏松性骨折。

案一　余某，女，52 岁。

主诉：腰背部疼痛 5 年余，加重 1 个月。

患者自诉 5 年前无明显诱因下突发腰背部疼痛，偶有全身疼痛，疼痛性质呈持续性酸痛，平卧休息后不能缓解，无腹痛腹胀，无恶心呕吐，无胸闷胸痛，无恶寒发热等不适，既往有类风湿关节炎病史 10 余年，持续服用甲泼尼松龙治疗。

现症见患者自觉偶有乏力，平素口干明显，夜间潮热盗汗，怕热，睡眠较差，不易入睡，睡后易惊醒，偶有腰膝酸软感，胃纳可，大小便正常。舌红，少苔，脉弦细。

查体：腰背部无明显后凸畸形，腰背部叩击痛阴性，压痛明显，直腿抬高试验阴性，左腿直腿抬高加强实验阳性，下肢肌力及感觉可，生理反射存在，病理反射未引出。

辅助检查：BMD 示 T 值 −3.78。

西医诊断：继发性骨质疏松（糖皮质激素性骨质疏松），类风湿关节炎。

中医诊断：骨痿，肝肾阴虚证。

治法：补益肝肾，滋阴降火。

处方：黄芪 30g，女贞子 15g，补骨脂 15g，墨旱莲 15g，防风 10g，鸡血藤 15g，秦艽 10g，鹿角霜 10g，川续断 15g，川芎 10g，川楝子 10g，玄参 10g，蜂房 6g，骨碎补 9g，神曲 15g，山楂 15g，麦芽 15g。

14 剂，水煎，日 1 剂，早晚分服，饭后半小时后服用。

二诊：患者服药 2 周后复诊，自诉腰背部疼痛较前稍有缓解，但下肢无力情况仍然存在，行走较前稍有好转，夜间睡眠已有所缓解，入睡仍稍困难，潮热盗汗情况好转。舌淡红，少苔，脉沉细。查体：外观患者腰背部无明显后凸畸形，腰背部叩击痛阴性，压痛明显，直腿抬高试验阴性，左腿直腿抬高加强试验阳性，下肢肌力及感觉可，生理反射存在，病理反射未引出。

处方：原方去补骨脂、墨旱莲，加用夜交藤 15g，以助心肾相交，使阳气入阴。加入杜仲 10g，以强腰膝补肝肾。

14 剂，水煎，日 1 剂，早晚分服，饭后半小时后服用。

三诊：患者自诉腰背部疼痛稍缓解，夜间睡眠可，已能安然入睡，但自诉服药后偶有腹泻情况发生，一日 2～3 次，大便呈糊状，无黏液脓血等。舌淡，苔薄白，脉沉。

处方：原方加入白术 15g，茯苓 15g，取其健脾化湿之意，以助脾胃运化。

14 剂，水煎，日 1 剂，早晚分服，饭后半小时后服用。

四诊：患者诉腹泻情况已较前明显缓解，现大便每日 1～2 次，成形，腰背部疼痛明显减轻。舌红苔薄白，脉沉细。

患者现病情稳定，症状较前明显缓解，嘱患者续服上方。

五诊：患者自诉腰背部疼痛已明显缓解，偶有酸痛，休息后可缓解，夜间睡眠可，偶有多梦。舌淡红苔薄白，脉略弦。患者现病情已明显缓解，嘱患者加强康复，注意补充钙及维生素 D，平素服用抗骨质疏松药物，加强四肢肌力锻炼。

【师生对谈】

生：糖皮质激素性骨质疏松症初起有何特点？

师：糖皮质激素性骨质疏松症初起一般无明显的骨痛和骨质疏松症之特点。但我们中医经典《内经》说过"壮火食气，少火生气"，意思就是"壮火之品"易致人正气虚衰，而"少火之品"则可使人气血健旺。中医认为糖皮质激素应归属于"壮火之品"，所以初用伤津耗气，日久则对人体脏腑、气血、阴阳产生不同程度的损伤。在糖皮质激素使用初期，其温热的特点将助阳生热，日久则真阴损伤而表现为阴虚阳亢，虚火内动，在《中西汇通医经精义》中谈道："精足则髓足……髓足者则骨强。"虚火灼阴则阴精受损，精不足则化骨无源，此时患者多表现为低热、口干、五心烦热等症状。根据这些症状再配合骨密度检查，就是此病特点了。

本患者表现为腰背部酸痛，且有潮热盗汗、入睡困难等症状，舌淡红，少苔，脉弦细，可辨证为肝肾阴虚，故在治疗过程中，首先要注意补益肝肾，其次要滋阴降火，方中黄芪与鹿角霜为君药，共奏益气补肾之功，防风、川芎、鸡血藤、蜂房、秦艽温经活血通络，补骨脂、骨碎补、续断补肾强骨，女贞子、墨旱莲、玄参滋阴降火，滋补肝肾之阴，焦三仙护胃助消化，以防药物损伤脾胃。诸药合用，共奏益气温经、滋阴降火、补肾强骨之功，对肝肾阴虚型骨痿有良好的治疗效果。

案二　褚某，女，66 岁。

主诉：摔倒致胸部疼痛 2 天。

患者 2 天前不慎摔倒，右侧肢体着地，随即感右侧前胸部疼痛不适，活动受限，当时未予重视，自行贴敷膏药治疗，2 天来疼痛未缓解，稍动即感疼痛难忍，转身及呼吸时疼痛加重，不能平卧，遂前往我院门诊就诊，患者自诉既往有慢性肾衰病史，长期在我院行血液透析治疗，遂行肾功能检查：血肌酐 452.2μmol/L，尿素氮 18.45mmol/L。电解质：血钙 1.77mmol/L，血磷 1.74mmol/L。甲状旁腺激素（PTH）41.96pmol/L。肋骨 CT 三维重建示：右侧第 7、8、9 肋骨折，右肺少许胸腔积液。QCT 42mg/cm³。考虑患者肋骨骨折，可能引起创伤性湿肺，遂收入住院治疗，治疗期间予以肋骨带固定，以及抗感染，化痰，改善肾功能等对症治疗，经住院 1 周后，患者症状稳定，予以出院。

现症见患者自觉偶有咳嗽咳痰，右前胸部仍稍感刺痛，固定不移，平素怕冷，腰膝酸软，行走不便，四肢不温，胃纳较差，尿少，尿泡沫，大便溏，睡眠较差。舌质淡暗，苔白厚腻，舌下脉络瘀暗，脉沉细涩。

查体：肋骨带固定在位，右前胸部压痛明显，胸廓挤压试验阳性，四肢肌力可，无感觉异常，生理反射存在，病理反射未引出。

辅助检查：肋骨 CT 三维重建示右侧第 7、第 8、第 9 肋骨骨折，QCT 42mg/cm³。肾功能：血肌酐 452.2μmol/L，尿素氮 18.45mmol/L。电解质：血钙 1.77mmol/L，血磷 1.74mmol/L。甲

状旁腺激素（PTH）41.96 pmol/L。

西医诊断：多发性肋骨骨折，肾性骨病，继发性骨质疏松症，慢性肾衰。

中医诊断：骨痿骨折，脾肾亏虚，瘀毒互结证。

治法：补益脾肾，化瘀止痛，泄浊排毒。

处方：黄芪 30g，川芎 15g，秦艽 15g，骨碎补 20g，土茯苓 30g，防风 10g，鸡血藤 15g，忍冬藤 25g，鹿角霜 20g，生川续断 30g，泽兰 15g，车前子 15g，茯苓 15g，泽泻 15g，白术 15g，甘草 6g，桂枝 10g。

7 剂，水煎至 200mL，日 1 剂，早晚各 1 次，饭后半小时后服用。

二诊：患者服药后自诉下肢仍有酸软，手足较前稍温，小便较频，右胸部疼痛仍然存在，活动后疼痛加重，活动受限，舌暗，苔白厚，舌下脉络瘀阻，脉沉细涩。查体：外观患者肋骨带固定在位，右前胸部压痛明显，胸廓挤压试验阳性，四肢肌力可，无感觉异常，生理反射存在，病理反射未引出。

处方：在原方基础上加用川楝子 10g 以行气止痛，加用补骨脂 10g 续筋接骨，川芎加量至 20g。14 剂，服用方法同前。

三诊：患者诉现右前胸部疼痛已明显缓解，无咳嗽咳痰等不适，手足温，偶有大便秘结，腹胀，小便频数，腰背部偶有酸痛感。舌暗，苔白，脉沉弦涩。

处方：去上方中车前子，加用厚朴 10g，全瓜蒌 15g 以行气，火麻仁 10g 润肠通便，另加入杜仲 10g 以助补肝肾强筋骨。14 剂，服用方法同前。

四诊：患者诉胸部疼痛已好转，无明显疼痛感，大便已通畅，每日 1～2 次，腰背部偶有酸痛感，活动后酸痛明显，休息后缓解。舌暗，苔白，脉弦涩。

处方：去方中全瓜蒌及火麻仁，加用桃仁 15g 活血。14 剂，服用方法同前。

五诊：患者诉现一般情况可，无明显特殊不适感，腰背部偶有酸胀感，舌暗红，苔白略厚，脉沉弦。嘱患者续服上方 14 剂，平素加强锻炼，注意康复，补充优质蛋白。

【师生对谈】

生：如何解释肾病和骨质疏松症的关系？

师：传统中医中虽然没有肾性骨病的记载，但对肾与骨的关系却早有认识。《素问·阴阳应象大论》有"肾生骨髓"；《素问·六节藏象论》说肾"其充在骨"。骨由肾所主，肾精充沛，骨得所养，其生长发育和功能才能正常，所以肾性骨病也主要与中医的肾相关，其病因病机和辨证论治都应以肾为主。除肾以外，本病还与肝和脾相关。不能在临床中只关注补肾，而忽视其他脏腑。

本案患者胸肋部外伤史，外伤致血溢脉外，日久而成瘀血，平素怕冷，腰膝酸软，行走不便，四肢不温，胃纳较差，尿少，尿泡沫，大便溏，可辨证为脾肾阳虚，瘀毒互结证，故治疗应补益脾肾，化瘀止痛，泄浊排毒，方中黄芪、桂枝、鹿角霜补肾益气通阳，茯苓、泽泻、白术、车前子、泽兰化湿健脾，以助阳气通达，土茯苓化湿降浊，川续断、骨碎补续筋接骨，川芎、鸡血藤、忍冬藤活血化瘀，秦艽、防风祛风清热止痛，以防瘀毒互结而生热，甘草调和诸药，诸药合用，共奏补肾健脾助阳、活血化瘀止痛、降浊排毒之功效。

案三　陈某，女，84岁。

主诉：腰背部疼痛半年余，加重1周。

患者半年前受凉后出现腰背部酸痛，夜间疼痛明显，双下肢时有无力，后于当地社区卫生服务中心就诊，查超声骨密度T值 -3.0，诊断为骨质疏松症，予钙尔奇1片，口服，每日1次，因上述症状未见明显好转，为求诊治遂来我院门诊。

既往史：有糖尿病病史，平素口服格华止1粒，每日1次，否认其他疾病史。

现症见周身疼痛，腰背部较为明显，双下肢略感乏力，时有心烦，盗汗，失眠多梦，大便干，小便正常。舌暗苔少，舌下有瘀斑，脉细涩。

查体：神志清，精神可，脊柱无侧弯、后突畸形，腰背部压痛阴性，叩击痛阳性，转身不利，四肢肌肉无压痛，双上肢肌力正常，下肢肌力Ⅳ级，生理反射正常存在，病理反射未引出。

辅助检查：BMD（双能X线）：T值 -3.8，腰椎间盘CT提示 L3/4、L4/5 椎间盘膨出。血磷 1.15mmol/L，血钙 2.09mmol/L，血清 1, 25-（OH）D_3 15.3ng/mL，P1NP 53.07ng/mL。

西医诊断：糖尿病伴骨质疏松症。

中医诊断：骨痿，肾虚血瘀证。

治法：补肾活血化瘀。

处方：川续断 30g，黄芪 30g，当归 30g，丹参 30g，忍冬藤

25g，鸡血藤 25g，鹿角霜 20g，露蜂房 20g，骨碎补 20g，川芎20g，杜仲 15g，防风 15g，车前子 10g，茯苓 10g，阳春砂 15g，制大黄 10g。

14 剂，日 1 剂，水煎服，早晚温服。

鲑鱼降钙素 50IU，14 支，肌注，日 1 次。

嘱患者多饮水，调畅情志，注意防摔倒，晒太阳，多食牛奶、虾仁、豆制品，限制鱼腥发物、辛辣油炸饮食、啤酒、可乐、雪碧等。

二诊：患者服药 1 周后复诊，腰背部疼痛明显缓解，双下肢乏力略减轻，纳可，大便干燥改善，但仍有盗汗、心烦等不适，夜间难以入眠症状未改善。舌暗红少苔，脉细涩。下肢肌力Ⅳ级。

处方：原方去制大黄加酸枣仁、远志、龙眼肉各 15g 安神定志。

三诊：患者服药 1 个月后复诊，腰背部疼痛较前缓解，双下肢乏力感消失，无盗汗、心烦等不适，夜间睡眠改善，纳可，二便无殊。舌暗苔薄白，舌下仍有瘀斑，脉涩。

处方：原方去酸枣仁、远志、龙眼肉，加三棱、莪术各 15g 增强破血之功。

四诊：患者服药 3 个月后复诊，腰背部无明显疼痛，双下肢无明显乏力感，无盗汗、心烦等不适，便秘，胃胀，食纳欠佳。苔白腻，脉滑。下肢肌力正常。

处方：原方加麦芽、鸡内金各 10g，健脾和胃，消食导滞。

五诊：半年后患者复诊，腰背部无明显疼痛，双下肢无明显乏力感，无盗汗、心烦等不适，纳可，大便偏干，舌淡苔白，脉细。下肢肌力正常。查 BMD（双能 X 线）T 值 −2.6，血磷 1.25mmol/L，血钙 2.21mmol/L，血清 1,25-（OH）D_3 23.9ng/mL，P1NP35.6ng/mL。嘱患者平时注意补充营养、钙剂及维生素 D，注意康复锻炼，加强肢体功能锻炼。

【师生对谈】

生：此患者诊断为糖尿病伴骨质疏松症，他们两者有什么关系吗？

师：《太平圣惠方·三消论》中提出："三消者，一名消渴，二名消中，三名消肾。"《丹溪心法》云："消肾……骨节酸疼。"消渴病发，日久则骨枯髓减，骨失所养。现代研究也表明糖尿病与骨质疏松发病密切相关。

此患者骨密度低于 −2.5，符合骨质疏松的诊断标准，故诊断为骨质疏松症。患者以周身疼痛为主要症状，伴心烦，失眠多梦，舌暗苔少，有瘀斑，脉细涩，辨证为肾虚血瘀。我认为，绝经后骨质疏松以肝肾阴虚为本，因虚致瘀，因瘀致毒，当益气温经，补益肝肾，活血强骨。我创制强骨饮，益气温经。方中，骨碎补、杜仲、鹿角霜补肝肾、强筋骨；黄芪、鸡血藤、川芎、肉桂益气温经活血；蜂房、秦艽、独活、防风祛风湿、止痹痛。诸药合用，共奏益气温经、补益肝肾、活血强骨之功效。

案四　李某，女，55 岁。

主诉：腰椎骨折术后 2 周。

患者 2 周前在家不慎摔倒，遂至浙江省新华医院门诊就诊。查腰椎 MR，示腰 1 椎体压缩性骨折。行腰椎骨折球囊扩张椎体成形术，病情平稳后出院。出院后患者腰背部虽有缓解，但仍感疼痛，影响生活。遂至我院门诊就诊。

现症见周身疼痛，腰背部较为明显，双下肢略感乏力，时有心烦，盗汗，失眠多梦，大便干，小便正常。舌暗苔少，舌下有瘀斑，脉细涩。

查体：脊柱稍有后凸畸形，腰椎间隙有压痛，椎体无叩击痛，梨状肌压痛，直腿抬高试验（+），加强试验（+），生理反射正常，病理反射未引出。

辅助检查：椎间盘 CT：L3/4、L4/5 椎间盘突出；QCT 骨密度：38.9mg/cm^3。

西医诊断：骨质疏松症。

中医诊断：骨痿，肝肾阴虚证。

治法：滋补肝肾。

处方：黄芪 30g，鹿角霜 20g，骨碎补 20g，杜仲 15g，川续断 30g，川芎 12g，独活 15g，秦艽 15g，防风 15g，制大黄 10g，忍冬藤 25g，鸡血藤 25g，露蜂房 20g，酸枣仁 12g。

7 剂，日 1 剂，早晚温服。

二诊：患者腰背痛虽缓解但偶有疼痛，大便已正常，心烦盗汗仍有，去骨碎补、杜仲燥热之品，加熟地黄 10g 滋阴补肾，浮小麦 15g，郁金 10g 清心安神。

7 剂，日 1 剂，早晚温服。

三诊：患者腰背痛白天不见，夜间发生，考虑骨瘘之病，病程长久，久病入络，发为疼痛，加蜈蚣 2 条，祛经络之邪。7 剂，用法同前。

【师生对谈】

生：为什么骨质疏松骨折经过手术后，患者仍然腰痛呢？

师：患者骨瘘骨折后，虽已行手术，但仍然腰背疼痛，造成的原因主要有以下几个。首先，骨瘘骨折后往往会造成急性的骨丢失，造成骨密度及骨质量较以前更差，虽然骨折的椎体已经固定，但较低的骨密度及骨密度的持续丢失会导致患者骨痛。其次，手术是造成骨瘘骨折术后腰背痛的原因之一。虽然椎体成形是一种微创手术，但不同的术者由于经验不同，可能会造成术后结果不同。在穿刺过程中，不熟练的术者可能会多次调整穿刺针的方向，导致肌肉筋膜组织损伤，从而造成术后疼痛。再次，骨水泥的注射量、分布，也是影响骨瘘骨折术后疼痛因素之一。最后，骨瘘骨折的患者，往往合并其他腰椎退变，如椎间盘突出、终板炎等。

针对上述问题，我提出以下应对措施：第一，在治疗骨瘘骨折手术时，应谨慎操作，减少穿刺次数及方向变化，注射骨水泥量及分布应适当，防止术中的神经血管损伤，以及骨水泥的渗漏；第二，骨瘘骨折术后应坚持抗骨质疏松治疗；第三，应注重合并症的治疗。中医方面，骨瘘骨折术后腰背痛的病机以肝肾虚衰为本，血瘀痰湿等为标。应补肾强骨为主，辅以活血通经止痛。

此患者使用益气温经方，具有益气补肾、温经通络、强筋壮骨、调补肝脾等作用。方中重用入肾经的黄芪与鹿角霜为君药，有益气补肾、强骨生髓之功；再添臣药川芎、鸡血藤、秦艽、忍冬藤、露蜂房以温经活络，补气行血，达"瘀血去，新血生"；加骨碎补、杜仲及续断助补肾壮骨之功；肉桂温经通脉以助骨生长；佐以防风通内达外；患者失眠，加酸枣仁养心安神，滋阴敛汗，使全方补而不滞，通而不过。

第四节

骨质疏松性骨折

"三因一变"理论是史晓林教授参考古今文献，经过长期临床，总结提出的一种针对脆性骨折的病因病机理论。三因指"虚瘀毒"三种致病因素，一变指在虚瘀毒三种因素下损伤骨质，最终量变产生质变而骨折。

"三因一变"理论既是病因理论，指出了脆性骨折以虚为本，以瘀为标，因毒而变；又是病机理论，三因不是相互独立，而是互相影响，互为因果，共同作用导致脆性骨折。因虚致瘀，因瘀致毒，又可因瘀及毒加重其虚，恶性循环。另外，"三因一变"理论又揭示了脆性骨折的发病过程，其往往是从虚－瘀－毒－骨折这一基本病理过程，但在临床过程中发现，每一病理过程又不是虚瘀毒中单一因素作用，而是相互夹杂，各有侧重。血瘀在脆性骨折的发生发展中起着重大作用。虚为内质，瘀为外象，在脆性骨折发生早期，患者往往表现为急性疼痛，给人以一种纯实证的假象，只顾活血化瘀而忘其虚之本质，导致治疗效果不好，甚至骨折复发。正如《养生要集》言："百病横生……触其禁忌成瘀毒，缓者积而成，急者交患暴至。""虚瘀毒"三因缓至则致瘘，急发则致折，量变产生质变。

目前，临床治疗脆性骨折虽然积累了许多经验，但仍存在许多不足。或重视其虚，忽视其瘀，重于补虚而轻其活血，使虚不受补而益虚；或只见瘀之表象，而忽视虚之本质，只攻不补，最后导致治疗效果不佳或骨折复发，甚至是病情加重。骨质疏松症病性多属本虚标实，在遣方用药时主张补虚泻实、攻补兼施，在补益的同时，佐以活血化瘀药。我们通过分析治疗此类疾病中药复方规律并应用于临床后发现，针对虚证用药，补肾选择山茱萸、菟丝子、淫羊藿、熟地黄等；健脾可选山药、茯苓、白术等。对于血瘀实证的患者，宜选用桃仁、丹参、当归等药物；对于痰湿实证，应选用茯苓、白术、泽泻。另外，史晓林教授认为，脆性骨折以肝肾阴虚为本，因虚致瘀，因瘀致毒，当益气温经、补益肝肾、活血强骨。在重视补虚活血的同时，适当加入解毒之药。

只有深入了解"三因一变"理论的内容及内涵，虚瘀毒并重，补虚活血化毒同用，才可实其虚，使骨生有其根；通其血，骨长有其源；化其毒，使死骨去新骨生。

案一　刘某，81岁，女。

主诉：腰痛伴活动受限3天，加重1天。

患者3天前无明显诱因出现腰部疼痛，活动轻微受限，当时未予治疗，1天前疼痛突然加重，活动受限，今在家属陪同下来我院急诊就诊，急诊医生详细询问病情病史，初步诊断为"腰椎骨折"，现为进一步治疗，拟以腰椎骨折收入住院。神清，精神弱，胃纳可，夜寐尚安，大便秘结，小便无殊，近来体重无明显减轻。患者过去体质良好。有高血压史50余年，目前服倍他乐克、络活喜、阿司匹林。无结核、肝炎等传染病史。按国家规定接种疫苗。阑尾炎手术40余年。无外伤、输血、中毒、长期用药、可能成瘾药物史。无药物食物过敏史。

现症见腰痛伴活动受限，精神欠佳，形态被迫，语声中等，气息畅。舌红苔薄白，脉弦。

查体：外观脊柱无明显侧弯后凸畸形，腰部压痛（＋），双下肢皮肤感觉正常，末梢血液循环可，生理反射存在，病理反射未引出。

辅助检查：腰椎MR：L5椎体骨折。

西医诊断：L5椎体骨折。

中医诊断：骨痿骨折，肝肾亏虚证。

治法：滋补肝肾，活血化瘀。

处方：熟地黄12g，山药10g，山茱萸12g，牡丹皮10g，茯苓15g，泽泻10g，当归10g，赤芍12g，杜仲10g，续断10g，川芎15g，甘草10g。

14剂，日1剂，分2次服。

二诊：患者腰背疼痛减轻，感胃纳欠佳，反酸。遂加瓦楞子15g，厚朴10g，阳春砂15g增强其健脾抑酸之功。

三诊：胃纳可，反酸等症消失。嘱继服上方14剂，继续佩戴腰围，卧床治疗。

【师生对谈】

生：骨痿之脆性骨折中毒从何而来？

师：脆性骨折是骨质疏松（骨痿）最严重的并发症，与骨痿高度相关。脆性骨折之毒有两种来源，一者，因虚致毒；二者，因瘀致毒。虚瘀日久，酿而生毒，毒损骨络，最终导致脆性骨折。正如《周慎斋遗书》所言："凡毒，血气不足而成；气血凝滞，毒之所由发也。"《金匮要略》曰："毒者，邪气蕴结不解之谓。"毒，可因虚、瘀而致，亦有源于体外的外毒和源于体内的内毒之分。体内之毒多数如上述所论，而体外之毒往往来源于药物或者食物。其中，糖皮质激素是导致脆性骨折最常见的药毒。中医认为，体内生理性糖皮质激素为少火，对人体有益；而药物糖皮质激素为壮火，火盛则为火毒。壮火食气蚀骨，导致脆性骨折。

案二　李某，87岁，男。

主诉：腰痛伴活动受限1周。

患者于1周前无明显诱因出现腰痛，伴活动受限，站立活动时加重，腰部制动时缓解。症状反复，今为求进一步治疗，前来我院门诊求诊。

现症见神清，精神一般，腰痛伴活动受限，纳眠可，二便调。舌暗，苔薄白，脉弦细。

检查：胸腰椎生理曲度稍加大，广泛棘突压痛（＋），叩击痛（＋），腰骶部压痛，肌肉紧张，直腿抬高试验（－），加强试验（－），双股神经牵拉试验（－），双侧"4"字试验（－）。

辅助检查：腰椎MR：L2压缩性骨折。骨密度检查结果提示：①L2～4骨质疏松；②左股骨骨量减少；③右股骨骨量正常。

西医诊断：骨质疏松性骨折。

中医诊断：骨痿，肝肾亏虚证。

治法：滋补肝肾，舒筋通络，强壮筋骨。

处方：独活10g，当归10g，川芎10g，白芍10g，千斤拔10g，怀牛膝10g，威灵仙10g，茯苓15g，鸡血藤10g，宽筋藤10g，防己10g，桑寄生15g，牛蒡子30g，炙甘草5g。

7剂，水煎服，日1剂，早晚温服。

二诊：患者2周后复诊，诉腰部疼痛稍有缓解，但胃纳欠佳，苔滑，加用白术15g，车前子15g，续服14剂。

三诊：患者诉腰部疼痛明显缓解，胃纳好转，潮热症状未发。嘱患者继续按原计划治疗，二诊方继服14剂。

【师生对谈】

生：骨痿骨折中虚瘀毒是单独存在还是相互转化的呢，它们是如何变化的呢？

师：脆性骨折以虚为本，以瘀为标，因毒而变。虚瘀毒是互相影响，互为因果，共同作用导致脆性骨折。因虚致瘀，因瘀致毒，又可因瘀及毒加重其虚，恶性循环。脆性骨折发病过程往往是虚-瘀-毒-骨折这一基本病理过程（见图1），但在临床中发现，每一病理过程又不是虚瘀毒单一因素作用，而是相互夹杂，各有侧重。血瘀在脆性骨折的发生发展中起着重大作用。虚为内质，瘀为外象，在脆性骨折发生早期，患者往往表现为急性疼痛，给人以一种纯实证的假象，从而只顾活血化瘀而遗忘其虚之本质，导致治疗效果不好，甚至骨折复发的现象。

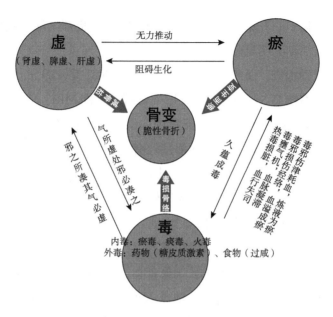

图 1 虚 - 瘀 - 毒 - 骨折关系图

案三 金某，女，65 岁。

主诉：腰痛 3 个月余，加重 1 周。

患者 3 个月前不慎摔倒，伤时腰背部着地，当即感腰部疼痛，余无不适。伤后患者未予关注，自行膏药贴敷缓解疼痛，具体药物不详。患者休息数周后感腰背部疼痛稍有好转。1 周前患者因为家务劳累腰痛加重，现感腰部疼痛难耐，活动加剧。患者形体消瘦，偶有腰背部酸痛，体力劳动时加剧。

现症见腰部疼痛，活动受限，偶有腹胀腹痛，大便干结。舌淡少苔伴少量瘀点，脉细涩。

查体：T11棘突旁压痛，叩击痛明显，腰部两侧压痛明显，双下肢活动无明显受限。

辅助检查：腰椎CT：T11椎体陈旧性骨折；T9椎体低密度结节。右侧第5、第6前肋陈旧性骨折。腰椎MRI：①腰椎退行性变；T11椎体压缩性骨折考虑。②L2/3、L3/4、L4/5、L5/S1椎间盘膨出；L2/3、L3/4两侧侧隐窝及椎管狭窄。③L5/S1椎间隙稍狭窄。④L2椎体血管瘤考虑。

西医诊断：老年性骨质疏松伴病理性骨折。

中医诊断：骨痿，肝肾阴虚证。

治法：滋补肝肾，填精壮骨。

处方：鸡血藤15g，忍冬藤25g，鹿角霜15g，川续断15g，生杜仲10g，骨碎补9g，生地黄15g，生黄芪30g，厚朴9g，生川芎10g，秦艽10g，茯苓15g，泽兰12g，泽泻12g，肉苁蓉10g，牛膝15g，厚朴10g。

14剂，日1剂，水煎服，早晚温服。

嘱患者口服碳酸钙1包，日1次；骨化三醇1粒，日1次；福善美1粒，周1次。

二诊：患者腰痛稍有改善，大便较初诊时稍软，夜间偶有烦热。舌淡暗少苔，脉细涩。原方去厚朴、肉苁蓉，续服14剂。

三诊：患者自述疼痛明显好转，但偶有腹胀。舌暗少苔，脉细。遂于二诊方加阳春砂6g，川楝子10g，续服14剂。

四诊：患者腰痛好转，服药后腹胀好转，睡眠欠佳。舌暗少苔，脉细。三诊方加夜交藤15g，续服14剂。

五诊：患者感疼痛症状几近消失，遂四诊方再服14剂，并嘱患者长期服用碳酸钙 D$_3$ 片、骨化三醇胶丸、福善美抗骨质疏松治疗。

【师生对谈】

生：肾 – 天癸与骨痿有什么关系？

师：骨质疏松属于中医骨痿范畴，与天癸息息相关。患者老年妇女，天癸已竭，肾精不足，骨失所养，故发骨质疏松。骨质脆弱，加之此次外力所伤，故发生骨质疏松性骨折。

此患者腰部疼痛，活动受限，偶有腹胀腹痛，大便干结，舌淡少苔伴少量瘀点，脉细涩，故辨证为肝肾阴虚证。骨质疏松性骨折病位在骨，主要责之于肾。故在治疗上多用活血化瘀、补肾健脾之药。本方鹿角霜、生杜仲、生地益肾填精，补先天亏损；鸡血藤、忍冬藤、川芎活血通络；川续断、骨碎补、秦艽活血化瘀止痛；生黄芪、厚朴补气行气；茯苓、泽泻、泽兰利水渗湿；肉苁蓉、牛膝、枳壳取济川煎之意，补以润肠，解大便干结。二诊时便干好转，但夜间烦热，遂去性温热的肉苁蓉。三诊时出现腹胀，遂加用阳春砂、川楝子理气健脾。四诊时患者寐差，故加用夜交藤助眠。

案四　赵某，女，79 岁。

主诉：腰背部疼痛 4 天。

患者 4 天前咳嗽致腰背部疼痛，疼痛性质呈持续性刺痛，不能站立，平躺后可缓解，无腹胀腹痛，无恶心呕吐，无畏寒发热等不适，未予重视，后疼痛逐渐加重，遂来我院就诊。2日前于我院行腰椎骨折球囊扩张成形术，术后患者自述腰背部疼痛明显减轻，但有腰膝酸软，下地行走稍受限，平日四肢不温，夜间怕冷等症状。

现症见乏力，行走不便，平时怕冷，四肢不温，胃纳一般，二便无殊。舌质淡，舌下脉络瘀阻，苔白，脉沉细弱。

查体：外观四肢无畸形，胸椎后突畸形，局部皮肤无破损，腰背部叩击痛（＋）、压痛（＋），腰部活动受限，双侧直腿抬高试验（－），四肢肌力正常，远端运动、感觉、血液循环正常。病理反射未引出。

辅助检查：腰椎 X 线片示：T12 椎体骨折术后，腰椎退行性病变。腰椎 MR 示：L2 椎体新鲜压缩性骨折；T12 椎体骨折术后，部分骨髓水肿，腰椎退行性病变。BMD（双能 X 线）示：T 值 –3.35。

西医诊断：骨质疏松伴病理性骨折。

中医诊断：骨痿骨折，脾肾阳虚证。

治法：温补脾肾，益气生血。

处方：阳春砂 6g，炒麦芽 15g，骨碎补 20g，神曲 15g，生防风 10g，鸡血藤 15g，忍冬藤 25g，秦艽 15g，鹿角霜 20g，生川续断 30g，生杜仲 15g，露蜂房 15g，生黄芪 30g，生川芎 10g，炒川楝 10g，肉桂 5g。

7 剂，水煎服，日 1 剂，饭后服用。

二诊：患者服药 1 周后复诊，自诉腰背部疼痛略有缓解，全身疼痛症状仍然存在，可轻度活动，下肢无力，四肢不温，难以入睡，舌质淡有齿痕，舌下脉络瘀阻，苔白，脉沉弱。查体：外观患者胸椎后突畸形，腰背部叩击痛（-）、压痛（+），腰部活动受限，双侧直腿抬高试验（-），四肢肌力正常，远端运动、感觉、血液循环正常。病理反射未引出。

处方：上方加茯苓15g，夜交藤15g以养心安神。

14剂，水煎服，日1剂，饭后服用。

三诊：患者腰背部疼痛较前有所缓解，但活动后仍有胀痛感。患者面色及口唇色泽较前好转，四肢不温症状明显缓解，偶有腹胀。舌红，苔白腻，脉沉滑。

处方：上方鹿角霜减至10g，去肉桂以防助阳过度，另加入厚朴、枳壳各12g，行气宽中；加入白术15g，补脾益气，以助患者消食。

14剂，水煎服，日1剂，饭后服用。

四诊：患者诉腰背部无明显疼痛，腹胀略减。舌淡红苔白，脉细。续服上方。

五诊：患者2个月后复诊，诉腰背部偶有酸痛，其余无明显不适感。舌淡红，苔薄白，脉缓。嘱患者平时坚持抗骨质疏松治疗，注意补充营养、钙剂及维生素D，注意康复锻炼，加强肢体功能锻炼。

【师生对谈】

生：老师，我看您用了不少补脾助消化药，脾与骨痿有何关系？

师：脾胃和痿证密切相关，脾为后天之本，主肌肉和四肢，为气血生化之源。《灵枢·本神》："脾气虚则四肢不用。"《素问·五脏生成》："脾主运化水谷之精，以生养肌肉，故主肉。"说明脾胃关乎四肢肌肉之丰满，骨骼之壮实。《儒门事亲》亦云："胃为水谷之海……精化则髓充，髓充则足能履也。"脾胃运化水谷精微，充养四肢百骸，脾胃不行则筋骨肌肉不用，发为骨痿。《灵枢·经脉》云："骨肉不相亲，则肉软却；肉软却，故齿长而垢，发无泽；发无泽者，骨先死。"可知脾肾之间，对内，脾肾之功互补，对外，则肌骨之能互利。

患者初诊诊断为骨质疏松伴病理性骨折，经手术治疗后，患者仍有腰背部疼痛，遂予中药治疗，半月后患者复诊诉腰背部疼痛缓解，但仍有四肢不温，观其舌脉，舌淡有齿痕，苔白，可以辨证为脾肾阳虚型骨痿。方中黄芪与鹿角霜共为君药，益气补肾，增髓生骨；川续断、杜仲、骨碎补补肝肾，强筋骨；川楝子、秦艽、川芎、鸡血藤、忍冬藤行气通络止痛；露蜂房、肉桂温经通络，共为臣药；佐以防风通达内外，使全方补益而不滞，温通而不过，另在方中添加阳春砂、麦芽、神曲可助消化，食道通达则脾胃之气可行，脾阳可生。诸药合用，益脾肾之阳气，补肝肾之不足，强筋骨温经络，益气温经。

第二章　颈椎病

颈椎病归属于中医"项痹""项强""痹症"等范畴，临床症
状多为颈肩部或肩胛区酸痛、胀痛，伴有上肢放射性麻木，头晕
等，其舌脉多偏向虚、瘀。

【病因病机】此病多为外邪侵袭、气血不足、气滞血瘀、痰
湿阻滞、肝肾不足、肝阳上亢。发病无外乎正虚、邪实，病位在
筋骨，主要涉及肝肾两脏，与心、脾亦相关。正虚常为肝肾亏
虚，气血不足，气虚推动无力则血行不畅，进而气滞血瘀，最终
导致筋骨失于濡养，不荣则痛；邪实多为感受风寒湿邪，跌仆损
伤，闭阻筋脉，留滞关节，而致气血运行失调，不通则痛，是发
病的直接导火索。

【治法】

风寒阻络证：祛风散寒，通络止痛。

气滞血瘀证：活血化瘀，理气通络。

肝肾不足证：滋补肝肾，通络止痛。

【方剂】

①风寒阻络证：颈痛消合桂枝、防风加减。方中重用羌活、
防风、桂枝、生川芎祛风散寒止痛；臣以天麻、钩藤、地龙平抑
肝阳，息风通络；三棱、莪术破血行气止痛；生当归、泽兰补血
活血止痛；佐以生黄芪、生葛根益气升清，通络止眩；生泽泻利
水渗湿；炒麦芽、神曲、焦山楂合以顾护脾胃。全方祛风散寒，

通络止痛。

②气滞血瘀证：颈痛消合丹参、赤芍加减。方中三棱、莪术破血行气止痛；生当归、泽兰补血活血止痛；炒丹参活血祛瘀止痛；天麻、钩藤、地龙平抑肝阳，息风通络；生黄芪、生葛根益气升清，通络止眩；羌活、生川芎祛风止痛；生泽泻利水渗湿；炒麦芽、神曲、焦山楂合以顾护脾胃。全方活血行气，通络止痛。

③肝肾不足证：颈痛消合生地黄、杜仲、桑寄生加减。方中重用生地黄、杜仲、桑寄生滋补肝肾；臣以生黄芪、生葛根益气升清，通络止眩；天麻、钩藤、地龙平抑肝阳，息风通络；佐以三棱、莪术破血行气止痛；羌活、生川芎祛风止痛；炒丹参活血祛瘀止痛；生泽泻利水渗湿；炒麦芽、神曲、焦山楂以顾护脾胃。全方滋补肝肾，息风通络。

第一节

颈型颈椎病

颈型颈椎病是颈椎病中较轻的证型，在临床中，患者主要表现为颈肩部酸痛刺痛，一般无明显上肢麻木、头晕等表现。在临床分型中，常以气滞血瘀多见，其中又以气滞为主，且江浙一带多湿，常见湿邪困脾，气机受阻，因此在遣方用药时常以理气活血为主，兼顾健脾燥湿。颈型颈椎病在诊治时一般用药时间较短，用药量相对较轻，适当予以颈椎牵引，放松局部肌肉，鼓励患者改善不良姿势，多做颈椎保健操等，多可取得较好疗效。

案一　陈某，男，36岁。

主诉：颈部刺痛1周余。

患者1周前因长期伏案工作劳累致颈部刺痛，痛处固定，休息后缓解，无头晕头痛，无双上肢麻木。患者在家使用止痛膏敷贴1贴，日1次，症状稍有缓解，但仍反复发作，遂来我院就诊。

现症见颈项部刺痛，痛处固定，劳累后加重，无上肢放射性麻木。舌质暗，脉弦涩。

查体：颈椎及棘突旁肌肉局部压痛，活动度一般，斜方肌局部压痛，臂丛神经牵拉试验（–），分离试验（–）。脊柱无侧弯畸形。

辅助检查：颈椎 DR 示颈椎生理曲度变直。

西医诊断：颈椎病。

中医诊断：项痹，气滞血瘀证。

治法：活血化瘀，理气通络。

处方：天麻 9g，生葛根 20g，羌活 10g，醋延胡索 10g，生当归 12g，生川芎 15g，生黄芪 30g，三棱 10g，莪术 9g，地龙 10g，生桂枝 10g，生甘草 10g。

14 剂，水煎服，日 1 剂，早晚温服。

嘱患者调整生理弧度，颈部保暖。

二诊：患者服药 2 周后颈部刺痛较前稍有好转，胃脘部稍有不适。舌质淡，脉弦涩。原方加砂仁 6g，炒麦芽 10g，神曲 10g。续服 14 剂，用法同前。

三诊：患者症状明显好转，仅余颈部稍感刺痛。舌质淡，脉弦。续服二诊方 14 剂，用法同前。

【师生对谈】

生：如何快速改善颈型颈椎病的临床症状？

师：颈型颈椎病在各型颈椎病中属病情较轻者，因此在改善症状方面相对容易。临床上一般多种方式结合应用，在口服颈痛消的同时进行牵引、理疗，嘱咐患者进行颈椎保健操锻炼，症状能够较快改善。

生：方中加入黄芪是何意？

师：现在颈椎病多是由于长期伏案工作，低头玩手机导致的。这些患者大多足不出户、缺乏运动，久之多有气虚表现。若单纯补血而不补气则血行无力，血瘀难以化解，所以在方中加入黄芪补气，为补阳还五汤之意。

案二　徐某，女，37岁。

主诉：颈部僵硬1周余。

患者自述1周前无明显诱因下出现颈项部僵硬感，后逐渐加重，患者在家自行使用氟比洛芬膏，日1次，结合针灸治疗，症状稍有好转。昨晚因睡觉时受凉症状再次加重，遂今日至我院门诊就诊。患者平素久坐，缺乏运动。

现症见颈部僵硬酸胀，心悸气短，倦怠乏力，活动加剧，寐差，夜寐时颈部不适，纳尚可。舌淡白苔薄，脉细弱。

查体：颈部腰痛（+），活动加重，臂丛神经牵拉试验（-），分离试验（-）。

辅助检查：颈椎DR，颈椎生理曲度反弓。

西医诊断：颈椎病。

中医诊断：项痹，气滞血瘀证。

治法：益气养血和营，通络止痛。

处方：黄芪30g，党参15g，白术15g，当归15g，生川芎15g，天麻9g，生葛根20g，茯神15g，酸枣仁6g，夜交藤15g，桂枝6g，大枣15g，炙甘草3g。

14剂，水煎服，日1剂，早晚温服。

二诊：患者颈部活动度较前有所改善，夜寐改善，寐时颈部无明显不适，胃脘部稍有不适。舌淡苔润，脉细弱。原方加阳春砂 6g。14 剂，水煎服，日 1 剂，早晚温服。

三诊：患者颈部活动度已基本恢复正常，夜寐尚可，明显改善，二诊方续服 14 剂，用法同前。

【师生对谈】

生：本患者症状是受凉后诱发，治疗时如何针对这一病因？

师：受凉是诱发颈椎病的一个常见因素，在治疗方面我们可以在原方基础上加用桂枝、干姜等药物散寒止痛。

生：如何看待针灸在颈型颈椎病方面的治疗效果？

师：针灸在治疗颈型颈椎病方面有一定效果，主要表现为临床症状的改善。但是就疗效持续时长而言，针灸的效果不如口服中药。所以，临床上遇到颈型颈椎病患者询问能否进行针灸治疗，我的建议是可以选择针灸治疗，但是必须联合口服中药。

第二节

神经根型颈椎病

神经根型颈椎病是临床上最常见的颈椎病,具有较典型的神经根症状(手臂麻木、疼痛),其范围与相应颈脊神经所支配的区域一致;颈椎影像学检查所见有明确神经根受压征象,并与临床症状相对应;该病治疗以保守治疗为主,尤其对于症状较轻、病程较短的患者首选保守治疗(包括生活管理、颈部制动、物理治疗、药物治疗等)。保守治疗无效的患者,可以考虑开放手术治疗,少数病情严重者也可以考虑早期手术治疗。史晓林教授认为此病当因时因人因地,辨证论治。对于年轻群体,实证偏多,包括风寒湿血瘀等;对于老年群体,多以气虚血瘀为主,治疗上常用颈痛消加减,本方常用天麻、地龙、莪术、三棱、生黄芪、生葛根、钩藤、羌活、生川芎、生当归、生泽泻、泽兰、煅瓦楞子、炒麦芽、神曲、焦山楂。同时史晓林教授提出神经根型颈椎病以肢体痛、麻、木来论治,痛多因实邪阻滞,气血不通,主张祛邪活血;麻木多由气血亏虚,偏虚证,主张补益气血,活血行气。痛症易消,麻木难除。所以,痛症治疗时间短,麻木治疗时间长。日常调护方面,史晓林教授推荐八段锦、五禽戏、易筋经等,对预防缓解神经根型颈椎病颇有益处。

案一　杨某，男，52 岁。

主诉：颈部酸胀伴双上肢麻木 3 天。

患者自述受凉后出现颈部酸胀不适 3 天，伴双上肢麻木。患者起初未予重视，3 天来病情逐渐加重。患者否认既往高血压、冻结肩等病史。

现症见恶寒无汗，颈痛，遇寒加重，上肢放射性麻木，平素气短乏力，运动后加重，便稀。齿痕舌，苔白，脉浮数。

查体：颈椎及棘突旁肌肉压痛，活动度一般，斜方肌局部压痛，臂丛神经牵拉试验（＋）、分离试验（＋）。脊柱无侧弯畸形。

辅助检查：颈椎 DR 示颈椎生理曲度反弓，颈椎骨质增生，项韧带钙化，寰枢关节不对称。

西医诊断：颈椎病（神经根型）。

中医诊断：项痹，风寒阻络证。

治法：疏风散寒，化湿通络止痛。

处方：天麻 9g，生葛根 20g，秦艽 9g，生桂枝 10g，炒防风 12g，羌活 10g，生当归 12g，生川芎 15g，生黄芪 30g，三棱 10g，莪术 9g，泽兰 10g，生泽泻 10g，炒车前子 15g，山楂炭 12g，炒麦芽 15g，生甘草 10g。

7 剂，水煎服，日 1 剂，早晚温服。

二诊：患者述服药后颈部酸胀不适等症状较前改善，胃纳更佳，但上肢麻木仍在。舌齿痕较前改善。遂原方去山楂炭、炒麦芽，加用蜈蚣 3 条，续服 14 剂，用法同前。

三诊：患者颈部酸胀已明显好转，上肢麻木亦有所好转，遂续服二诊方 14 剂，用法同前。

四诊：患者颈部已无明显不适，上肢麻木较前改善，大便已恢复正常。舌淡少苔，脉弦。遂去泽泻、车前子，续服 14 剂，用法同前。

【师生对谈】

生：本案是如何辨证的？

师：患者中年男性，平素气短乏力，运动后加重，便稀，属脾肾亏虚，阳气不足。此次因受凉，颈项部气血运行不畅。颈部气血供养不足，不荣则痛，则发颈痛，故为项痹。现恶寒无汗，颈痛，遇寒加重，上肢放射性麻木，齿痕舌，苔白，脉浮数，故辨证为风寒湿证。当以疏风散寒、通络止痛中药治疗。

生：该治法的方药比较多，如何选取？

师：《伤寒杂病论》记载："太阳病，项背强几几、无汗、恶风，葛根汤主之。"治外感风寒表实证，项背强，非常对证。故本方在葛根汤及补阳还五汤的基础上进行加减，散寒祛风，益气通络，并加用消食护胃之品防止活血攻伐伤胃。方中天麻息风止痉，祛风通络，葛根升举阳气，秦艽祛风湿、止痹痛，桂枝温经通络，共治寒邪侵袭之项背强痛，防风疏风散寒，羌活治上身疼痛，黄芪大补元气，莪术、三棱行气破血，川芎、当归补血活血，车前子、泽泻、泽兰利水消肿，麦芽、山楂消食养胃，甘草调和诸药。

案二　王某，女，33岁。

主诉：颈部疼痛3月，加重2天。

患者3个月前无明显诱因出现颈部疼痛，仅自行热敷处理，2天前因睡姿不当疼痛加重，且疼痛向右上肢放射，上肢有沉重感，无头晕头痛症状。

现症见颈痛如刺，向右上肢放射，纳呆，大便不爽。舌暗红有瘀点，苔白腻，脉弦涩。

查体：臂丛神经牵拉试验（＋），椎间孔挤压试验（＋），颈部压痛（＋）。

辅助检查：颈椎X线片示颈椎生理曲度变直，椎间隙变窄，项韧带钙化。

西医诊断：颈椎病。

中医诊断：项痹，气滞血瘀证。

治法：活血化瘀，行气止痛。

处方：天麻9g，地龙10g，莪术9g，三棱10g，生黄芪30g，生葛根15g，钩藤12g，羌活10g，生川芎10g，生当归12g，生泽泻10g，泽兰12g，煅瓦楞子15g，炒麦芽15g，神曲15g，焦山楂12g。

14剂，水煎服，日1剂，早晚温服。

二诊：患者颈部疼痛，右上肢麻木缓解，仍有睡眠不佳，纳呆，大便不爽的症状。舌暗红，苔白腻，脉弦涩。初诊方去天麻、焦山楂，加车前子15g，夜交藤15g，厚朴10g。14剂，水煎服，日1剂，早晚温服。

三诊：患者颈部疼痛症状减轻，偶有上肢麻木症状，睡眠尚可，偶有纳呆、大便不爽。舌暗红，苔白，脉弦涩。二诊方加陈皮 10g，通草 6g，继服 14 剂后症状皆除，未见明显不适。

嘱患者平时进行颈肩部锻炼，更换合适的寝具，注意颈肩部保暖。

【师生对谈】

生：神经根型颈椎病有什么样的病变特点？

师：颈椎病是一种以退行性病理改变为基础的疾患。主要由于颈椎长期劳损，骨质增生，或椎间盘脱出致使颈椎脊髓、神经根或椎动脉受压，出现一系列功能障碍的临床综合征。神经根型颈椎病是颈椎病中最常见的类型，一般起病缓慢，然后逐渐加重，但也可急性起病。患者主要临床表现为颈肩部疼痛及上肢放射性疼痛、麻木、乏力等症状。

生：该案患者应如何论治？

师：本例患者表现为颈部刺痛，疼痛向上肢放射提示其神经根受压，结合其舌暗红有瘀点、苔白腻、脉弦涩的舌苔脉象可诊断为神经根型颈椎病，属于中医痹证中气滞血瘀证，应活血化瘀，行气止痛。选用自拟脊痛消一方，方中当归、川芎活血化瘀、调理血脉；黄芪补气以助血行，地龙、天麻通络止痛；三棱、莪术破血散瘀，行气止痛；泽泻利水消肿，疏通经脉，全方共奏活血通络、消肿止痛之功。配合患者自己习惯的改变，最终使患者症状缓解。

案三　陈某，男，43 岁。

主诉：颈部不适伴有右上肢麻木 1 周。

患者于 1 周前因工作久坐低头而常感颈部酸楚疼痛连及肩膀，右上肢呈放射状麻木，劳累后加重，遂来我院就诊。

现症见自觉头微痛，右上肢麻木，夜间加重，寐差，纳可，二便调。舌质紫暗，苔薄白，脉涩。

查体：颈部肌肉僵硬，能触及条索状结节，C4～7 椎椎体两侧有明显压痛点，颈椎生理曲度消失，椎间孔挤压试验（＋），右侧臂丛神经牵拉试验（＋）。

辅助检查：颈部 X 线片示：颈椎生理曲度变直，C5/6 间隙变窄，项韧带钙化；颈椎 CT 提示：C4/5、C5/6、C6/7 椎间盘膨出，颈椎退行性改变。

西医诊断：神经根型颈椎病。

中医诊断：项痹，气滞血瘀证。

治法：活血化瘀，行气止痛。

处方：天麻 9g，地龙 10g，莪术 9g，三棱 10g，生黄芪 30g，生葛根 15g，钩藤 12g，羌活 10g，生川芎 10g，生当归 12g，生泽泻 10g，泽兰 12g，炒丹参 15g，炒麦芽 15g，神曲 15g，焦山楂 12g。

7 剂，水煎服，日 1 剂，早晚温服。

二诊：患者服药 1 周后复诊，自述颈部僵硬感有所缓解，右上肢麻木感仍存在，睡眠有所改善，纳可。舌质紫暗，苔薄白，脉涩。

查体：C4～7椎椎体两侧压痛点减少，颈椎生理曲度消失，椎间孔挤压试验（＋），右侧臂丛神经牵拉试验（＋）。

处方：上方加通草6g，片姜黄9g，14剂，用法同前。

嘱咐患者加强颈部肌肉锻炼，注意颈部保暖。

三诊：患者自述颈部无明显不适，右上肢麻木缓解，纳可，舌质淡，苔薄白，脉涩。查体：C4～7椎椎体两侧压痛点消失，颈椎生理曲度有所改善，椎间孔挤压试验（－）。右侧臂丛神经牵拉试验（－）。二诊方去炒丹参、川芎，加桂枝10g，水煎服，共14剂，用法同前。嘱咐患者加强颈部肌肉锻炼，注意颈部保暖。

【师生对谈】

生：从中医角度论治本案有何要点？

师：本患者久坐低头，且舌质紫暗，脉涩，一派气滞血瘀之象，宜活血化瘀。《素问·宣明五气》中提到"久坐伤肉"，而"脾藏肌肉之气"，且《素问·上古天真论》中言："三八而肾气平，筋骨劲强……七八肝气衰，筋不能动。"也点明了肝气对于濡养经筋的重要性，故在活血化瘀的同时也要兼顾肝脾。方中天麻、钩藤、地龙平抑肝阳，息风通络；三棱、莪术破血行气止痛；生黄芪、生葛根益气升清，通络止眩；羌活、生川芎祛风止痛；生当归、泽兰补血活血止痛；炒丹参活血祛瘀止痛；生泽泻利水渗湿；炒麦芽、神曲、焦山楂合以顾护脾胃。本方活血行气，通络止痛，主治气滞血瘀型项痹。

第三节

脊髓型颈椎病

脊髓型颈椎病是颈椎病最严重的类型，起病慢而重，随着颈椎病的发展，颈椎椎间盘脱水变形，椎体产生骨刺，颈椎整体发生退变，导致脊髓缺血或受到压迫，产生脊髓型颈椎病。在临床中，患者除颈椎病本身肩颈疼痛的表现外，最典型的便是脊髓损伤症状，如四肢的感觉异常、功能障碍，乃至大小便障碍甚或残疾。中医认为，脊髓型颈椎病为髓受损伤。肾生精，精生髓，髓充于脑，病位属肾。项痹病或可因感受寒湿、湿热，或跌扑外伤，气滞血瘀，或肾亏体虚所致。但其病理变化常表现为以肾虚为本，气血凝滞不通为标的特点。遣方用药应注重肾精，兼以顾护脾胃。用药药量应足，一发中的，先缓解明显症状，再缓调药方，徐徐图之。此类患者慎用牵引，严重者可完善检查后考虑手术治疗，疗效亦明显。

案一 米某，男，61岁。

主诉：颈项部疼痛不适30年，伴双上肢麻木5年。

患者诉30年前无明显诱因出现颈项部疼痛，疼痛性质为刺痛，呈进行性加重，伴双上肢麻木，仰头或打羽毛球后可缓解，当时无恶心呕吐，无畏寒发热等不适，未予重视，后疼痛逐渐加重。5年前，逐渐出现视物模糊，踩棉花感，走路偶尔摔倒，经服用中药，贴膏药（药物不详）等治疗，效果不佳，遂来我院就诊。患者自述颈项部疼痛牵引后可减轻，但易反复。平时有腰膝酸软，四肢不温，夜间怕冷等症状。

现症见患者自觉颈项部不适酸痛，双上肢逐渐发现乏力，平时怕冷，四肢不温，胃纳一般，二便无殊。舌质淡，舌下脉络瘀阻，苔白，脉沉细弱。

查体：患者颈部活动稍受限，双上肢肌力下降，肌张力增高，腱反射亢进，远端运动，感觉下降，血液循环正常。病理反射未引出。

辅助检查：颈椎X线片（过屈过伸位）示颈椎前后缘骨质增生，可见唇样结构，项韧带钙化。颈椎MR示：C4/5、C5/6椎间盘中央型突出，压迫脊髓，后纵韧带钙化，脊髓信号改变。

西医诊断：脊髓型颈椎病。

中医诊断：项痹病，脾肾阳虚证。

治法：温补脾肾，益气舒筋，活血通络。

处方：天麻9g，地龙10g，莪术9g，三棱10g，生黄芪30g，炒白术20g，茯苓12g，山药12g，生川芎10g，生当归12g，泽兰12g，炒麦芽15g，神曲15g，山茱萸12g，生葛根15g，钩藤12g，羌活10g，制附子6g（先煎），肉桂6g，淫羊藿10g。

14剂，水煎服，日1剂，早晚温服。

二诊：患者服药2周后复诊，自诉踩棉花感略有缓解，头晕症状仍然存在，活动稍受限，四肢不温缓解。舌质淡有齿痕，舌下脉络瘀阻，苔白，脉沉弱。

查体：患者颈部活动稍受限，双上肢肌力同前，肌张力增高，远端运动、感觉减退，血液循环正常。病理反射未引出。

处方：原方去天麻、茯苓，加用通草 6g，没药 15g 以加强活血化瘀、温经通脉之力。

14 剂，服用方法同前。

三诊：患者因过年回家，故推迟复诊时间，自诉在家常饮酒，吃烧烤等油腻食物。颈项部疼痛较前缓解，但活动后仍有踩棉花感。患者面色及口唇色泽较前好转，四肢不温已不明显，偶有多梦，醒来困乏。舌红，苔黄腻，脉沉滑。

处方：上方中去肉桂，生黄芪改为 15g，另加入黄芩、赤芍各 15g 清利湿热，夜交藤 10g 安神通络。

14 剂，服用方法同前。

四诊：患者诉颈项部不适减轻，踩棉花感明显减轻，梦已不多。舌淡红苔白，脉细。患者症状明显缓解，嘱患者续服上方 14 剂，用法同前。

五诊：患者 3 周后复诊，诉颈项部偶有酸痛，其余无明显不适感。舌淡红苔薄白，脉缓。

处方：去淫羊藿、附子，14 剂，用法同前。嘱患者平时尽量减少体力劳动，尤其是低头等动作，注意加强肢体功能锻炼。

【师生对谈】

生：为何从事重体力劳动者易出现脊髓型颈椎病？

师：重体力劳动者长期劳累，耗伤元气，久行伤肉，故易脾肾两虚。脾主四肢，脾虚则四肢无力，故出现双上肢麻木刺痛，甚至踩棉花感觉。脾气不足，则后天之气难充先天，故常易脾肾两虚。《素问·逆调论》云："骨痹，是人当挛节也……荣气虚，卫气实也，荣气虚则不仁，卫气虚则不用。"可知脾肾之间，在内则脾肾之功互补，在外则肌骨之能互利。

本案患者初诊诊断为脊髓型颈椎病，遂予中药治疗，患者颈部不适，兼有双上肢肌力下降，病位在脾，患者自感有踩棉花感，为髓受损伤，肾生精，精生髓，髓充于脑，病位属肾，觉有四肢不温、乏力等表现，观其舌脉，舌淡有齿痕，苔白，可以辨证为脾肾阳虚型项痹病。治以补肾健脾，活血通络。治痿独取阳明，故方中黄芪、白术补脾益气，促脾运化，白术在《本草求真》中被称为"脾脏补气第一要药也"。虚则不受补，故应补泻兼用，加茯苓淡渗，补脾宁心。山药平补三阴，助芪、术运化，山茱萸补肾阴，天麻、钩藤平肝止眩，三棱、莪术破瘀行气止痛，川芎治一身之诸痛，当归养血，泽兰活血利水，地龙通络止痛，麦芽、神曲助消化，生葛根舒筋活络，羌活主治上身之痛，双上肢尤宜，制附子、肉桂、淫羊藿温肾阳，补脾阳。诸药合用益脾肾之阳气，益气舒筋，活血通络，主治脾肾阳虚型项痹。

案二　王某，男，45岁。

主诉：颈项部不适3年，伴双下肢乏力麻木1周。

患者3年前无明显诱因出现颈项部酸胀不适，未经治疗，诉近1周因工作原因经常伏案，近期工作压力大，突然出现双下肢疼痛麻木，但不明显，近期发现性功能下降，勃起不坚，起而不久，无晨勃现象。平素喜肥甘厚腻之品，经常饮酒，每天2两左右。平素无心脏病、糖尿病等慢性疾病。高血压10年，服用安内真1粒，一天2次，控制效果一般。

现症见颈部刺痛，夜轻日重，休息可缓解，伴有活动不利，晨起则口苦，口黏，舌淡红，苔黄腻。舌下隐有瘀斑，脉弦涩。

查体：颈椎生理曲度变直，头部叩击试验（＋），压头试验（＋），直腿抬高试验（－），加强试验（－），屈髋屈膝试验（－），双下肢感觉减退，肌力为Ⅳ级。

辅助检查：腰椎CT显示腰椎生理曲度变直，腰椎退行性变。颈椎CT显示C5/6椎间盘变性，颈椎增生，椎管前后径缩小，脊髓受压。

西医诊断：脊髓型颈椎病。

中医诊断：项痹病，脾肾阳虚兼血瘀证。

治法：温补脾肾，温经通络，化瘀止痛。

处方：天麻9g，地龙10g，莪术9g，三棱10g，枳壳10g，生葛根15g，钩藤12g，羌活10g，生川芎10g，生当归12g，肉桂6g，盐车前子10g，薏苡仁12g，泽兰12g，桃仁15g，炒麦芽15g，神曲15g，焦山楂12g，红花10g，牛膝10g，杜仲10g。

14剂，水煎服，日1剂，早晚温服。

嘱患者注意休息，减少伏案工作。

二诊：患者述颈部痛较前好转，头蒙减轻，下地行走时麻木感已减轻，续用前方14剂，嘱患者可多进行仰头动作，打羽毛球等运动，减少伏案工作。

三诊：患者述服药约1月后因觉症状好转，中药味苦，故停药。前几日过度劳累，饮食不节，近日感腹痛，大便不成形，口苦、口黏复见，泛酸，甚则头晕眼花。症见大便不成形，腹部胀满疼痛。舌质淡，苔薄白，脉滑。

处方：前方加黄连6g，黄芩10g，盐车前子20g。7剂，用法同前。

四诊：患者述平日颈部疼痛，症状较前明显改善，腿麻等已消失，病情稳定。

处方：上方加片姜黄15g，独活10g，14剂，服用方法同前。

同时告知患者平日避免过度伏案工作，久坐工作时多仰头缓解椎间盘突出引起的颈部不适，多进行羽毛球、网球等运动。

【师生对谈】

生：为何素食肥甘厚腻者也易出现脾肾阳虚又兼血瘀之象？

师：嗜肥甘厚腻者，湿气困于脾，清阳不升则易出现头晕，脾气不足，水液运化不足，易化为痰，痰阻则亦可致血瘀；又可四肢不荣，故双下肢麻木。《素问·骨空论》："督脉为病，脊强反折。"《医林改错》："气血若为风火湿痰阻滞，必有疼痛之症。""总逐风寒，去湿热，已凝之血，更不能活。"项痹病可因感受寒湿、湿热，或跌仆外伤，气滞血瘀，或肾亏体虚所致。其病理变化常表现出以肾虚为本、气血凝滞不通的特点。

本次就诊患者伏案工作，经络闭阻，久则入脏，肾虚血瘀，不通则痛。因工作劳累，出现颈部不适，甚如针刺，为瘀血阻络的典型症状。双下肢麻木，为瘀血阻于足太阳膀胱经，不通则痛。并平素饮食不节，湿热蕴结，舌淡红，苔黄腻，舌下隐有瘀斑。脉弦涩，为脾肾阳虚兼血瘀并湿热之象。本方以桃仁、红花、地龙、莪术、三棱活血化瘀，天麻、钩藤平肝止眩，枳壳行气理气，助活血药行血，葛根舒筋活络，川芎、当归养血活血，泽兰活血利水，麦芽、神曲、焦山楂护胃，防诸药败胃，杜仲、肉桂补肾阳，降血压，牛膝活血，兼补肝肾，羌活主除上身之痛，盐车前子入肾经，清湿热，薏苡仁清湿热，除挛痹，治疗以活血化瘀为主，温补脾肾为辅，兼利湿热。

第四节

其他型颈椎病

其他型颈椎病包含椎动脉型、交感型颈椎病。椎动脉型颈椎病是指因颈椎退行性病变导致的椎动脉狭窄或曲折，从而引起椎基底动脉系统血供不足，出现以头晕为主的综合征，而交感型颈椎病是指颈椎间盘退变和节段性不稳定等因素刺激颈椎周围的交感神经末梢，导致交感神经功能紊乱，其临床症状复杂多变，主要有颈部疼痛、头晕、头痛、眩晕、心悸、胃与咽部不适等。其他型颈椎病在中医上可统归为"项痹""项强"等范畴，但据其临床症状又可划归为"眩晕""头眩""心悸""头痛"等范畴。

史晓林教授认为这一类型的颈椎病临床表现更为宽泛，但其临床主要特点仍以本虚标实多见，其病机多因肝肾亏虚，气血不足，髓海失养，加之长期劳损，风寒湿邪侵袭筋脉、痹阻经络，导致经络气血运行不畅，内外合邪，而出现头痛、眩晕等不适。颈部乃诸阳汇集之处，若颈部劳累过度，肌肉筋骨受损，遇风寒湿邪侵袭，就容易导致颈部气血运行不畅，经络不通，不通则痛。邪气若久停关节，则固结根深，难以祛除；气血不通，心脉失养，则易失眠、健忘、头晕；手少阴心经受阻，则会出现胸闷不安；足阳明胃经受阻，则会出现恶心、呃逆；足厥阴肝经受阻，则会使血压上升。在治疗方面，此证型需要先判断患者偏向于血管受压还是神经受压，若血管受压可以行气活血为主，若神经受压，则需活血消肿，其次应从中医整体观出发，动静结合。静乃中药内调，以滋补肝肾、益气活血、调经止痛为主；动则辅以相应的功能锻炼。

案一　孟某，男，75 岁。

主诉：眩晕伴项强 2 天，加重 1 天。

患者 2 天前无明显诱因下出现眩晕伴脖颈部活动度降低，在家自行休养后加重 1 天。既往颈椎病病史 10 余年，偶尔出现头晕耳鸣，未进行系统治疗。

现症见眩晕、项强，平素性格急躁，夜寐差，偶有潮热、耳鸣。舌红少苔，舌面散见瘀点，脉细。

查体：肩颈部无明显压痛，抬头受限，双上肢无明显麻木感，放射痛。臂丛牵拉试验（–），颈椎间孔挤压试验（–）。

辅助检查：颈椎 DR 显示颈椎生理曲度减少，C5/6 椎体后缘退变钙化，项韧带钙化。彩色经颅多普勒显示：①椎基底动脉及右侧大脑后动脉 P1 呈相对低流速血流信号改变。②右侧大脑中动脉 M1 段及颈内动脉终末呈明显高流速血流信号改变。

西医诊断：颈椎病（其他型－椎动脉型）。

中医诊断：项痹，肝肾不足证。

治法：滋补肝肾。

处方：天麻 9g，秦艽 9g，生葛根 20g，钩藤 20g，生当归 12g，生川芎 15g，生黄芪 30g，生桂枝 10g，盐杜仲 10g，牛膝 15g，夜交藤 15g，生甘草 10g。

14 剂，水煎服，日 1 剂，早晚温服。

二诊：患者项强眩晕较前稍有缓解，服药期间夜寐较好。遂原方去夜交藤，再服 14 剂，用法同前。

三诊：患者服药 1 月后效果明显，眩晕等症状明显改善，服药期间未出现潮热耳鸣，偶有便溏。舌淡苔润。二诊方加白术 12g，阳春砂 6g，续服 14 剂，用法同前。

【师生对谈】

生：椎动脉型颈椎病及与其他类型颈椎病如何鉴别？

师：椎动脉型颈椎病是颈椎退变、椎间盘不稳等因素导致椎动脉机械性或动力性受压，造成椎基底动脉供血不足为特征的疾病。椎动脉型颈椎病主要表现为发作性眩晕，恶心，耳鸣及耳聋、偏头痛等症状，或转动颈椎时突发眩晕而猝倒。主要通过旋颈试验与其他类型相鉴别。患者作颈部旋转或后伸活动时，可引起眩晕、恶心呕吐、心慌等症状，也可进行多普勒超声检查，可直接显示椎动脉狭窄管腔的彩色流动柱变细或血流受限。

生：该病人您是怎么判断为肝肾不足证的？又该怎么用药呢？

师：患者既往颈椎病病史 10 余年，且平素性格急躁，为肝肾阴虚，难以抑制肝火，为肝阳上亢，侵袭头项，出现眩晕。故辨病为项痹。不通则痛，故而患者出现项强，且为老年男性，年老气虚，肝肾亏虚，推动血液运行无力，气虚血瘀，故辨证为肝肾不足证。

治疗上肯定要补益肝肾，益气活血。自拟的这个方子以滋补肝肾为主，加用黄芪大补元气，同时配合一众活血药益气活血，血络通畅则项强可除。肝肾阴虚，阳火上亢，水火不交则夜寐差，故用夜交藤沟通水火助眠。方中葛根升阳解肌并专解项强，天麻、钩藤平肝息风通络止痉，降上亢之肝阳，黄芪大补元气，桂枝温经通络，川芎、当归、延胡索补血活血，通颈项血络，解眩晕之症，杜仲、牛膝滋补肝肾，滋水制阳，夜交藤交通水火，安神助眠，甘草调和诸药。二诊时患者夜寐改善，故去夜交藤；三诊时患者偶见便溏，就加用白术、阳春砂健脾利湿。

案二 李某，女，49岁。

主诉：颈部疼痛4月余。

患者颈部疼痛4月余，颈椎活动稍受限，近期出现头晕，头痛，心悸，失眠，自觉心跳加速，患者未予重视，后颈部疼痛逐渐加重，遂来我院就诊。

查体：臂丛神经牵拉试验（+），颈肩部压痛明显。

现症见颈部疼痛，痛如针刺，伴有头痛，偶有恶心呕吐，心悸，失眠。舌紫暗，脉弦。

辅助检查：颈部X线显示生理曲度变直，C4/5、C5/6间隙变窄，增生退变；颈部CT显示颈椎骨质增生；C2/3、C3/4、C4/5椎间盘膨出。

西医诊断：颈椎病（交感神经型）。

中医诊断：项痹，气滞血瘀证。

治法：活血化瘀，行气止痛。

处方：片姜黄9g，地龙10g，莪术9g，三棱10g，生黄芪

30g，生葛根 15g，钩藤 12g，羌活 10g，生川芎 10g，生当归 12g，车前子 10g，生泽泻 10g，泽兰 12g，煅瓦楞子 15g，夜交藤 15g。

共 14 剂，水煎服，日 2 次，饭后服用。

二诊：初诊治疗后患者颈项部疼痛好转，头晕、头痛、心悸及失眠症状减轻，但出现脘腹不适。初诊方加陈皮 10g，枳壳 10g。14 剂，服用方法同前。

三诊：患者经过 2 次治疗后，现颈项部刺痛症状基本消失，头晕、头痛、心悸、失眠、脘腹不适等症状明显缓解。继续服用二诊方，14 剂，用法同前。并嘱其注意休息，适当进行功能锻炼。

后经随访患者颈项部无明显不适，伴随症状明显缓解，偶发失眠。

【师生对谈】

生：各种类型颈椎病日常应该如何预防调护？

师：加强颈肩部肌肉锻炼，有利于颈段脊柱的稳定性，增强颈肩顺应颈部突然变化的能力。及早、彻底治疗颈肩背软组织劳损，防止其发展为颈椎病。避免高枕睡眠的不良习惯，高枕使头部前屈，增大下位颈椎的应力，有加速颈椎退变的可能。注意端正头、颈、肩、背的姿势，不要偏头耸肩，谈话、看书时要正面注视。要保持脊柱的正直。注意颈肩部保暖，避免头颈负重物，避免过度疲劳。长期伏案工作者，应定时改变头颈部体位，适当进行颈肩部肌肉协调性锻炼。劳动或日常生活中要防止颈部扭伤。

生：本案如此遣方用药有什么用意？

师：患者为中年女性，公司职员，长期使用电脑办公，颈部劳累而耗气伤精，气虚则血虚，气虚则血行不畅，以致颈项部疼痛，疼痛如刺，头痛、失眠、心悸，是颈椎间盘退变本身及其继发性改变，刺激交感神经而引起相关症状，诊断为交感神经型颈椎病，结合其舌暗红，脉涩，可确定为中医项痹之气滞血瘀型，应活血化瘀，行气止痛。方中重用黄芪等药以补气升阳，气为血之帅，以助血行；川芎、当归活血化瘀，通经活络；车前子、泽泻等药利水消肿。结合患者自身对其劳作姿势的改正及肩颈部锻炼，内外合奏而使疾病快速缓解，症状消除后嘱患者继续肩颈锻炼及保暖，避免疾病的复发。

案三 张某，女，39岁。

主诉：左肩胛间区疼痛2周余。

患者2周前无明显诱因下出现左肩胛间区疼痛，平素久坐伏案，不好运动。2周前因劳累、受凉后出现左肩胛间区疼痛不适，为持续性牵掣痛，左颈项、左胸前区疼痛，双手麻木，心烦，心悸，动辄出汗。在某综合性医院查心肌酶谱、肝肾功能、血脂等均正常，未给予特殊处置。后左肩胛间区疼痛不适加重，遂来我院就诊。

现症见左颈项痛，双手麻木，心烦，心悸，动辄出汗，眩晕，头痛，胸膈痞闷，恶心呕吐。舌苔白腻，脉弦滑。

查体：颈项肌肉略紧张，C5/6棘突左侧轻度压痛（+），椎间孔挤压试验（−），臂丛神经牵拉试验（−），体位眩晕试验（-）。

辅助检查：颈椎 MRI 提示 C2/3、C4/5、C5/6、C6/7 椎间盘突出；颈椎体骨质增生。

西医诊断：颈椎病（交感神经型）。

中医诊断：项痹，肝风内动，痰浊上扰证。

治法：化痰息风，健脾祛湿。

处方：半夏 15g，白术 15g，天麻 10g，葛根 20g，陈皮 10g，钩藤 12g，黄芪 30g，泽泻 10g，泽兰 12g，生姜 10g，茯苓 10g，炙甘草 5g，大枣 5g。

14 剂，水煎服，日 1 剂，早晚温服。

二诊：左肩胛间区，颈项疼痛好转，但仍感不时自汗，心中微悸，闻声则惊。舌苔白腻，脉弦滑。颈项、背部压痛消失，颈项活动正常。原方加菊花 10g，夏枯草 10g，丹参 15g。14 剂，服用方法同前。继续行颈部牵引治疗。

三诊：左肩胛间区疼痛消失，运动后未出现反复，未再出现心悸、烦闷症状。查体未引出压痛及放射痛。二诊方继续服用14 剂，用法同前。

随访半年未复发。

【师生对谈】

生：交感神经型颈椎病应该与哪些疾病相鉴别？

师：交感神经型颈椎病症状表现多样，特别是在更年期的颈椎病妇女，最容易将交感神经型颈椎病误诊为更年期综合征或者神经官能症。神经官能症者，没有颈椎病的 X 线改变，无神经根和脊髓压迫症状，应用药物治疗有一定效果。但需长期观察，反复检查，以鉴别诊断。部分更年期综合征患者可伴随精神心理障碍、情绪异常，还应当除外神经官能症及抑郁症。和颈椎病的区别在于更年期综合征无颈椎影像学改变。

生：本案的辨证及治疗思路，老师是如何考虑的呢？

师：交感神经型颈椎病以心悸、胸闷、烦躁、眩晕等为主，而颈项疼痛、运动受限等症状不甚明显。患者即以"左侧肩胛间区胀痛，伴颈项、左胸前区疼痛，自汗，乏力"等为主要症状，故可以诊断为交感神经型颈椎病，结合其舌苔脉象可辨为项痹。方中天麻、钩藤祛风通络，平息肝火；白术健脾益气；陈皮、茯苓健脾利湿，祛湿消痰；陈皮合用半夏还可降逆和胃，消痰降浊；泽泻、泽兰可祛湿利浊，甘草则调和诸药。上述诸药合用共奏平肝息火、燥湿化痰功效。颈部牵引有效缓解患者颈部疼痛症状，结合药物治疗达到事半功倍的效果。

案四　郑某，女，29 岁。

主诉：颈部酸痛 2 月余，加重 1 周。

患者 2 个月前无明显诱因感颈部酸痛，伴扭转受限，当时未予重视。近 1 周来疼痛加重，左侧肩部放射痛，手指有麻木感，夜间疼痛明显，影响入眠。

现症见颈肩酸痛，夜寐差，胃纳可，二便无特殊。舌暗苔少，脉弦涩。

查体：颈强，颈部活动受限，左侧肩井穴、颈 2 椎体压痛。椎间孔挤压试验（＋），臂丛神经牵拉试验（＋）。

辅助检查：颈椎 X 线显示颈椎生理曲度变直，寰枢关节间隙欠对称，项韧带钙化。颈椎 CT 显示 C3/4 椎间盘突出，C4/5 椎间盘膨出。

西医诊断：颈椎间盘突出症。

中医诊断：项痹，气滞血瘀证。

治法：活血化瘀，理气止痛。

处方：钩藤 12g，羌活 10g，焦山楂 12g，神曲 15g，炒麦芽 15g，夜交藤 15g，生当归 12g，生川芎 10g，生葛根 15g，生黄芪 30g，三棱 10g，莪术 9g，地龙 10g，泽兰 12g，生泽泻 10g，天麻 9g。

14 剂，水煎服，日 1 剂，早晚温服。

嘱颈部牵引治疗，注意颈椎功能锻炼，少看手机、电脑。避风寒，畅情志，慎起居，不适随诊。

二诊：患者 2 周后复诊，诉颈部疼痛缓解，活动改善，麻木感较前缓解。嘱患者原方减生泽泻、地龙，加通草 6g，继服 14 剂，用法同前。

三诊：患者 2 周后，自觉疼痛明显好转，嘱患者注意颈部功能锻炼，调整生理弧度。

【师生对谈】

生：中医是如何认识颈椎间盘突出症的？

师：对于颈椎间盘突出症，其一是风寒湿邪的侵袭。如《素问·痹论》中强调了风寒湿三气为重要诱因，并将其进行了分类。其二是肝肾不足。如《素问·痹论》中记载："五脏皆有合，病久不去者，内舍于其合也。故骨痹不已，复感于邪，内舍于肾；筋痹不已，复感于邪，内舍于肝。"其三是跌扑损伤，《证治准绳》记载："颈痛头晕非是风邪，即是气挫……由挫闪及久坐而致颈项不可转移者，皆由肾气不能生肝，肝虚无以养筋，故机关不利。"即各种急慢性损伤均可造成颈椎解剖结构的改变，或是关节错位，或是发生退变，继而带来颈痛等一系列症状。总的来说，颈椎间盘突出症属本虚标实之证，本在脏腑亏损，标在风寒湿外邪侵扰，虚实夹杂而为病，同时可因生活习惯及外伤的影响而致病。

生：本案的治疗是如何考虑的？

师：颈椎间盘突出症在临床上是常见疾病，本案患者为会计，长时间伏案工作导致颈肩部肌肉僵硬，颈项强直，颈部酸痛，同时颈椎间盘突出后压迫神经导致左肩放射痛伴手指麻木。患者年轻女性，工作时间长，加班多，睡眠时间少且不稳定，平素活动少，脾气较差，舌暗苔少，脉弦涩，可辨为气滞血瘀之证。治以行气活血，化瘀止痛。本方中的当归、川芎活血行气止痛，三棱、莪术活血化瘀止痛，泽兰、生泽泻祛湿，地龙通络，葛根、黄芪通经活络、补气健脾，焦山楂、神曲、炒麦芽健脾暖胃，同时患者夜寐差，以夜交藤养心安神。诸药合用具有行气活血、化瘀止痛的功效。

第三章　腰椎间盘突出症

腰椎间盘突出症系指因椎间盘变性、纤维环破裂、髓核突出而刺激或压迫神经根、马尾神经所表现出的一种综合病症，也是日常生活中腰腿痛常见原因之一。

【病因病机】本病病因多为年迈肾虚，或强力，或举重，或房劳过度，或感受风寒湿邪等。本病病机多本虚标实。本为肾虚，肾为先天之本，肾虚不能濡养筋骨，腰部筋骨则痿弱无力；标为风寒湿邪等侵袭，最终导致经络阻塞，气血凝滞不通。如《素问·脉要精微论》曰："腰者肾之府，转摇不能，肾将惫矣。"《素问·五常政大论》曰："湿气下临，肾气上从，当其时反腰椎痛，动摇不便也。"《素问·刺腰痛》曰："衡络之脉令人腰痛，不可以俛仰，仰则恐仆，得之举重伤腰。"《医学心悟》曰："腰痛拘急，牵引腿足。"《素问·气交变大论》曰："岁火不及，寒乃大行，腰背相引而痛，甚则屈不能伸，髋髀如别。"

【治法】

1.气滞血瘀证：活血化瘀，通络止痛。

2.风寒湿滞证：祛风散寒，化湿通络。

3.湿热痹阻证：清热祛湿，化痰通滞。

4.肝肾亏虚证：滋补肝肾。

【方剂】

1.气滞血瘀证：腰痛消加丹参、赤芍等。方中重用黄芪为君，意在补益元气，气旺则血行，瘀去则络通；当归、川芎活血而不伤血，丹参、赤芍加强活血之力，杜仲补肾填精为臣药。地龙、三棱、莪术、天麻协同当归、川芎增强活血祛瘀、祛风通络之效，制狗脊、独活补肾活血止痛，同时加用生泽泻、泽兰利水消肿，山楂炭、焦六神曲、炒麦芽、煅瓦楞子消食健脾利湿，共为佐药。全方益气活血化瘀可解患者燃眉之痛，先后天并补直指病所，防患于未然。

2. 风寒湿滞证：腰痛消加白术、肉桂、干姜等。方中以黄芪为君，补气益卫固表；以干姜、肉桂、天麻为臣，祛风散寒、回阳通脉，再加当归、川芎活血，使阳气输布；白术、生泽泻、泽兰利水除湿消肿，地龙、三棱、莪术破瘀散结，制狗脊、独活补肝肾，焦三仙、煅瓦楞子健脾和胃。本方祛风除湿通滞以除邪，补气补血以固本，兼以健脾护胃，标本兼治。

3. 湿热痹阻证：腰痛消加黄芩、黄柏等。方中以黄芩清热泻火为君药。臣以天麻加强通络除痹之效，地龙、三棱、莪术散结破顽瘀，生泽泻、泽兰利水消肿；同时佐以用黄芪、当归、川芎补气血，杜仲、狗脊补肝肾，焦三仙、煅瓦楞子消食健脾以补后天。本方以祛邪为主，兼顾本虚，做到祛邪不伤正，标本兼治。

4. 肝肾亏虚证：腰痛消加生地黄、桑寄生等。方中重用杜仲、狗脊为君药，重在补肝肾、强筋骨；以地黄、桑寄生加强补肝肾之效，黄芪、当归、川芎气血双补，地龙、三棱、莪术破瘀散结止痛，天麻、独活通络止痹，共为臣药，同时佐以焦三仙、煅瓦楞子健脾和胃，防活血力量过强。

第一节

膨隆型腰椎间盘突出症

　　腰椎间盘突出症在中医属于"腰痛""痹证"范畴，明·何瑭《医学管见》云："腰痛亦有因闪挫而得者，闪挫之初，必有凝滞之处。"在《备急千金要方·腰痛》说到："凡腰痛有五：一曰少阴，少阴肾也。十月万物阳气皆衰，是以腰痛。二曰风痹，风寒着腰，是以腰痛。三曰肾虚，役用伤肾，是以腰痛。四曰暨腰，坠堕伤腰，是以腰痛。五曰取寒眠地，为地气所伤，是以腰痛。痛下止，引牵腰脊，皆痛。"其病因病机总结为年迈肾虚，腰府失养，或强力，或举重，或感受风寒湿邪等，最终导致经络阻塞，气血凝滞不通。

　　根据丰富的理论认知及多年临床经验，史晓林教授认为膨隆型腰椎间盘突出症病机多本虚标实。本为肾虚，肾为先天之本，肾虚不能濡养筋骨，腰部筋骨则痿弱无力；标为风寒湿邪等侵袭，最终导致经络阻塞，气血凝滞不通。如最早见《素问·脉要精微论》："腰者肾之府，转摇不能，肾将惫矣。"《素问·五常政大论》："湿气下临，肾气上从，当其时反腰椎痛，动摇不便也。"亦有论述，如《素问·刺腰痛》曰："衡络之脉令人腰痛，不可以俛仰，仰则恐仆，得之举重伤腰。"《医学心悟》曰："腰痛拘急，牵引腿足。"《素问·气交变大论》曰："岁火不及，寒乃大行……胁下与腰背相引而痛，甚则屈不能伸，髋髀如别。"中医药治疗膨隆型腰椎间盘突出症需以滋补肝肾、活血化瘀、通络止痛为主，在腰痛消的基础上，若气滞血瘀明显者，可加丹参、赤芍；若湿热痹阻明显者，可加黄芩、黄柏；若肝肾不足明显者，可加生地黄、杜仲、桑寄生等。

膨隆型腰椎间盘突出症是腰椎间盘突出的前期阶段，应首先选择积极的保守治疗，其症状较突出型和脱出型腰椎间盘突出症轻，一般主要表现为腰部疼痛，很少有压迫神经，出现腿痛、腿麻情况。因此，对于膨出型腰椎间盘症患者，方药剂量应较突出型和脱出型腰椎间盘突出症适当减量。除药物治疗外，史晓林教授认为加强患者腰背肌的锻炼也尤为重要，可以增强肌肉的力量、稳定腰椎、减少椎间盘的负荷，避免椎间盘突出症状反复发作。睡的床要相对软硬合适。注意保暖，腰部不要受凉，尤其是在天气变化的时候，容易诱发椎间盘突出，所以这个时候保暖还是非常关键的。还要避免弯腰的动作，弯腰时腰椎间盘的负荷有明显的增加，容易诱发症状加重，所以尽量避免弯腰，尤其是弯腰搬重物的动作不要做。如果必须下地活动，要佩戴支具，使腰椎达到一个相对稳定的状态。

案一　高某，女，76岁。

主诉：腰背疼痛伴右下肢无力1周余。

患者1周前因扭伤致腰背部疼痛，呈刺痛感，伴右下肢无力，无头痛头晕，胸闷气急等不适，1周来腰部酸痛下肢无力感逐渐明显，活动后加重，遂来我院门诊就诊，患者感腰部及右臀部酸痛，腰部活动受限，伴右大腿前外侧、右小腿前外侧酸痛。

现症见行走不便，休息后痛减，大便干结，小便正常。舌质暗红，苔少，脉细涩。

查体：直腿抬高加强试验（+），L4/5棘突旁压痛（+）。

辅助检查：腰椎MRI检查提示L3/4、L4/5、L5S1椎间盘膨出，腰椎退行性改变。

西医诊断：腰椎间盘突出伴坐骨神经痛。

中医诊断：腰痛，气滞血瘀证。

治法：活血化瘀，行气止痛。

处方：生当归12g，生川芎10g，生黄芪30g，三棱10g，盐杜仲10g，莪术9g，酒地龙10g，泽兰10g，生泽泻10g，制大黄9g，山楂炭12g，焦六神曲15g，炒麦芽15g，厚朴10g，制狗脊12g，独活10g。

14剂，水煎服，日1剂，早晚温服。

二诊：患者自述腰痛减轻，右下肢无力感较前好转，二便调。舌暗红，苔薄白，脉涩。上方去大黄，加车前子15g，14剂，用法同前。嘱患者加强腰背肌锻炼，如需久坐宜戴腰围防护。

三诊：患者偶感腰痛，下肢无不适感，然近期入睡困难。舌红苔白腻，脉滑。上方去焦六神曲，加茯神15g，夜交藤12g。14剂，用法同上。

四诊：患者腰部无明显不适，右下肢无乏力感，夜间睡眠改善，二便调。舌红苔薄白。嘱患者加强康复锻炼。

【师生对谈】

生：中医是怎么看待膨隆型腰椎间盘突出症的？

师：中医则认为膨隆型腰椎间盘突出症在中医属于"腰痛""痹证"范畴，明·何瑭《医学管见》云："腰痛亦有因闪挫而得者，闪挫之初，必有凝滞之处。"把其病因病机总结为年迈肾虚，腰府失养，或强力，或举重，或感受风寒湿邪等，最终导致经络阻塞，气血凝滞不通。

生：此患者中医辨为气滞血瘀，在治疗方面我们需要注意什么？

师：患者因扭伤致腰背痛等症状，且呈刺痛感，舌质暗红，脉涩，究其本因必有瘀，瘀血阻滞经络导致腰背部疼痛。急则治其标，故本方以活血行气止痛为主，方用生川芎、泽兰、厚朴活血祛瘀，行气止痛；三棱、莪术破血行气止痛；制大黄泻下攻积；生泽泻利水渗湿；酒地龙祛风通络；盐杜仲、制狗脊补肝肾，强筋骨；独活祛风除湿，通痹止痛；生当归、生黄芪兼以补气养血；炒麦芽、焦六神曲、山楂炭顾护脾胃，全方攻补兼施，效如桴鼓。

案二　张某，男，36岁。

主诉：腰痛1月，加重3天。

患者1个月前弯腰搬重物时不慎扭伤，致腰背部疼痛，当时未予重视，自行外用膏药，症状稍有改善，3日前因工作劳累，自感腰痛症状加重，平卧时疼痛减轻，下地行走时伴有左下肢放射痛。

查体：L3/4 棘突压痛阳性，左下肢直腿抬高及加强试验阳性，右下肢直腿抬高试验阴性，双下肢肌力、皮肤感觉无殊，足趾活动度可。腰部胀痛，甚如针刺，夜轻日重，休息可缓解，伴有活动不利，动则痛甚。舌淡红，苔薄白，舌下隐有瘀斑，脉弦涩。

辅助检查：腰椎 MRI 示 L3/4、L4/5 腰椎间盘膨出，L5/S1 腰椎间盘轻度膨出。

西医诊断：腰椎间盘突出伴坐骨神经痛。

中医诊断：腰痛，气滞血瘀证。

治法：行气活血，化瘀止痛。

处方：独活 10g，通草 6g，生川芎 10g，炒麦芽 15g，神曲 15g，天麻 9g，焦山楂 12g，当归 12g，泽兰 10g，地龙 10g，炒杜仲 10g，莪术 9g，三棱 10g，黄芪 30g，煅瓦楞子 15g。

14 剂，水煎服，日 1 剂，饭后服用。

二诊：患者述腰痛较前好转，下地行走时左下肢放射痛缓解，前方去独活，加川牛膝 12g，续用前方 14 剂，嘱患者可加强腰背肌锻炼，避免久坐。

三诊：患者述腰背部稍感疼痛，前几日过度食用海鲜和啤酒，近日泄泻不止，大便水样，伴有腹痛，腹部胀满。舌质淡，苔白腻，脉沉滑。前方去三棱、莪术、地龙，合用痛泻要方加减，药用陈皮 10g，白术 15g，白芍 12g，防风 15g。7 剂，日 1 剂，饭后服用。

四诊：患者述平日偶感腰痛，症状较前明显改善，腹泻腹痛症状已无，病情稳定，上方去白芍、神曲、煅瓦楞子，加川芎12g，14剂，服用方法同前，告知患者平日避免过度弯腰负重，久坐工作时需佩戴腰围保护。

【师生对谈】

生：膨隆型腰椎间盘突出症患者应该如何睡觉？

师：膨隆型腰椎间盘突出患者睡觉时，床的选择非常重要，床不能太硬，也不能太软，软硬适中比较好，腰椎的生理曲度才能够得以维持良好。如果是平躺着睡，也就是仰卧位，一定要在双侧膝关节的下方垫一个枕头，以放松腿部的肌肉，放松坐骨神经的张力，有利于髂腰肌休息。如果侧卧，一定要在两腿之间放一个枕头，双侧膝关节屈曲，以减轻腰部肌肉的张力和神经张力。

案三　余某，女，45岁。

主诉：腰部扭伤致腰部疼痛伴活动受限3天。

患者自述3天前因扭伤出现腰部刺痛，活动受限，自行前往社区卫生院就诊，诊断为急性腰扭伤，给予消痛贴膏治疗，效果不佳，遂来我院门诊就诊，现腰部仍有刺痛，并伴有左下肢放射痛。

现症见腰痛，左下肢放射痛，乏力，大便稍黏。舌暗红，苔白腻，脉弦滑。

查体：直腿抬高加强试验45°（＋），腰4/5棘突旁压痛（＋）。

辅助检查：腰椎间盘 CT 提示腰 4/5 椎间盘膨出。

西医诊断：腰椎间盘突出症。

中医诊断：腰痛，气滞血瘀证。

治法：活血化瘀，行气止痛。

处方：生黄芪 30g，生当归 12g，生川芎 10g，三棱 10g，莪术 9g，酒地龙 10g，天麻 9g，盐杜仲 10g，制狗脊 12g，独活 10g，杜仲 10g，羌活 10g。

14 剂，水煎服，日 1 剂，早晚温服。

二诊：患者服药后左下肢反射痛缓解，腰部仍有刺痛感，仍有乏力，大便黏腻。舌暗红，苔白腻，脉弦滑。初诊方去天麻，加泽泻 10g，车前子 15g，茯苓 15g。14 剂，水煎服，日 1 剂。

三诊：患者服药后无明显腰痛，偶有乏力感，大便偶溏。舌暗，苔白，脉弦滑。二诊方去车前子。继服 14 剂后症状皆除，未见明显不适。嘱患者平时进行腰背肌锻炼，调整生活习惯，注意腰背部保暖。

【师生对谈】

生：针对此案，您是怎么辨证论治的？

师：患者出现腰部压痛，疼痛如刺且向下肢放射，是为腰椎间盘突出后压迫神经所致，结合腰部 CT 诊断为腰椎间盘突出症，结合患者舌脉辨为中医腰痛之气滞血瘀证。方中地龙、川芎能活血散瘀，黄芪补气，推动气血之运行，羌活、独活止腰部之疼痛，当归、杜仲能强腰脊，配合患者腰背肌锻炼及日常生活习惯的改变，最终消除患者腰椎间盘突出症的典型症状。

生：膨隆型腰椎间盘突出症患者日常生活中需要注意什么？

师：加强腰背肌的锻炼，可以增强肌肉的力量，稳定腰椎，减少椎间盘的负荷，避免椎间盘突出症状反复发作。睡的床要相对软硬合适。注意保暖，腰部不要受凉，尤其是在天气变化的时候，容易诱发症状加重，所以这个时候保暖还是非常关键的。避免弯腰的动作，弯腰的时候腰椎间盘的负荷明显增加，容易诱发症状加重，所以尽量避免弯腰，尤其不要做弯腰搬重物的动作。如果必须下地活动，要佩戴支具，使腰椎达到一个相对稳定的状态。

案四　陈某，女，60 岁。

主诉：腰部疼痛伴活动受限 7 天。

患者于 7 天前搬重物，当时突感腰部疼痛，活动受限，疼痛尚可忍受，无双下肢放射痛，在家中休息后稍有缓解，但腰部疼痛及活动受限仍持续，性质同前，今来门诊就诊。

现症见腰部胀痛，时有刺痛，腰肌紧张，面色黧黑，不寐，小便量少，食欲下降。舌暗淡，舌边瘀点，苔薄白，脉沉涩。

查体：腰肌紧张，腰骶部棘突间压痛，直腿抬高试验（+），加强试验（+），肾区叩击痛（-）。

辅助检查：腰椎 MR 平扫提示 L3/4、L4/5 椎间盘膨出，L5/S1 椎间盘轻度突出（后外侧型）。

西医诊断：腰椎间盘突出症。

中医诊断：腰痛，气滞血瘀证。

治法：活血化瘀，行气止痛。

处方：生黄芪 30g，生川芎 10g，三棱 10g，莪术 9g，酒地龙 10g，生泽泻 10g，泽兰 10g，甘草 10g，炒山楂 12g，六神曲 10g，蜈蚣 2 条。

14 剂，日 1 剂，早晚温服。

二诊：患者自诉腰部疼痛较初诊时缓解，但仍活动受限，食欲增加，仍有不寐，略感乏力，小便增多。舌暗苔燥，脉沉弦。

查体：腰肌紧张，腰骶部棘突间轻度压痛，腰部活动轻度受限，直腿抬高试验（＋），加强试验（＋），肾区叩击痛（－），四肢肌力肌张力正常，感觉、血运可。病理反射未引出。

处方：上方加夜交藤 15g，茯苓 15g。14 剂，日 1 剂，水煎，早晚分服。

三诊：患者腰部疼痛及活动受限情况显著改善，但下蹲时仍有疼痛，程度较前减轻，睡眠明显改善。舌暗淡，舌边瘀点，少苔，脉沉细。

查体：腰骶部轻度压痛，腰部活动稍受限，直腿抬高试验（－），加强试验（－），肾区叩击痛（－），四肢肌力肌张力正常，感觉、血运可。

处方：上方去泽兰，加当归 12g，远志 9g，桃仁 10g，红花 12g。14 剂，日 1 剂，水煎，早晚分服。

【师生对谈】

生：什么情况可以辨为气滞血瘀证，最关键的那个点是什么？

师：本病患者为老年女性，素体亏虚，病初为弯腰致腰部经脉受损，故见腰部胀痛，时有刺痛，面色黧黑，舌暗淡，舌边瘀点，苔薄白，脉沉涩等气滞血瘀之象。《素问·刺腰痛》曰："衡络之脉令人腰痛，不可俛仰，仰则恐仆，得之举重伤腰，衡络绝，恶血归之。"此证为外伤损伤络脉，致腰部气血运行不畅，不通则痛。气滞血瘀证，在临床辨证中最关键的表现为患者局部的刺痛、压痛，痛有定处，部分患者可能未见明显的舌脉瘀象，这可能与患者瘀血的多少、对其敏感程度有关。

生：在腰痛消的基础上，不同证型需要加什么中药？

师：治疗腰椎间盘突出症需要以活血化瘀、通络止痛为主，腰痛消的主要用药包括当归、川芎、黄芪、三棱、杜仲、莪术、酒地龙、生泽泻、泽兰、天麻、山楂炭、焦六神曲、炒麦芽、煅瓦楞子、制狗脊、独活。在腰痛消的基础上，若气滞血瘀明显者，可加丹参、赤芍；若湿热痹阻明显者，可加黄芩、黄柏；若肝肾不足明显者，可加生地黄、杜仲、桑寄生等。

案五　李某，男，46 岁。

主诉：腰部疼痛不适 1 年，加重 1 周。

患者 1 年前腰部受凉后感疼痛不适，自行服用止痛药后疼痛缓解，近 1 周来患者腰部有酸痛感，较前加重，现伴腰部俯仰受限，行走后感劳累明显，休息后减轻。

现症见左侧大腿牵扯感，小腿放射痛，胃纳可，夜寐安，小便少，大便无殊。舌淡苔白，脉弦紧。

查体：腰部活动受限，L3 椎体压痛，L3/4 棘突压痛，左侧直腿抬高试验 50°，右侧直腿抬高加强试验（＋），跟臀试验（＋）。

辅助检查：腰椎 MR：L3/4 椎间盘膨出，L4/5，L5/S1 椎间盘轻微突出，伴有椎管狭窄。

西医诊断：腰椎间盘突出症。

中医诊断：腰痹，风寒湿痹证。

治法：散寒祛风，通络止痛。

处方：车前子 12g，神曲 15g，炒麦芽 15g，煅瓦楞子 15g，生当归 12g，生川芎 10g，生黄芪 30g，地龙 10g，泽兰 12g，生泽泻 10g，天麻 9g，炒杜仲 10g，狗脊 12g，独活 10g，桑寄生 12g，秦艽 9g，细辛 3g，制川乌 6g。

7 剂，水煎服，日 1 剂，早晚温服。

嘱患者避风寒，畅情志，慎起居，注意腰部保暖，同时加强腰背功能锻炼，做重体力劳动时佩戴护腰。

二诊：患者 1 周后复诊，诉腰部疼痛缓解，活动仍有受限，自觉小便少，予原方加车前子 5g，继服 14 剂。

三诊：患者 2 周后再来复诊，症状几乎消失，原方去天麻、细辛、川乌，继服 14 剂。

四诊：患者 2 周后复诊，自觉已好转，嘱平日加强腰背部肌肉锻炼，避免久坐久站。

【师生对谈】

生：如何正确诊断患者中医证型为寒湿痹阻的？最突出的症状是什么？

师：本案中患者为重体力劳动者，长时间工作后受凉刺激，诱发腰椎间盘突出，大腿有牵扯感，小腿有放射痛，又伴有椎管狭窄，致行走活动后有劳累感，休息后缓解。患者受凉后引发腰痛，舌淡苔白，脉弦紧，可辨为风寒湿痹之证。本证最突出的症状为患者腰部怕凉、发冷，以及症状遇寒加重。

生：本案患者辨为寒湿痹阻，需要怎么治疗？

师：治以祛风除湿、活络通痹之法。本方中独活、桑寄生祛风除湿，养血合营，活络通痹，川芎、当归活血行气止痛，泽兰、生泽泻祛湿，地龙通络，黄芪补气健脾，秦艽、细辛祛周身风寒湿邪，神曲、炒麦芽健脾暖胃，诸药合用，为标本兼顾、扶正祛邪之剂。

第二节

突出型腰椎间盘突出症

突出型腰椎间盘突出症是最为常见的腰椎间盘突出症，在临床诊治的过程中，我们发现此型无论湿热、寒湿、挫伤、肾虚，最终造成症状明显者都有血瘀的参与，所谓"不通则痛"，史晓林教授在治疗此类患者时，正如清代王清任《医林改错·痹症有瘀血说》言："因不思风寒湿热入皮肤何处作通……治痹症何难。"其总结道：患者多为日久生瘀血，湿热、寒湿等病因都是诱因，主要还是瘀血作怪，因此活血化瘀必贯穿治疗始终。

案一　徐某，男，56岁。

主诉：腰部间断性疼痛2年余。

患者自述腰部间断性疼痛2年余，现因近期天气转凉，晨起出门受凉，腰部疼痛复发3天。自行外用氟比洛芬巴布膏稍有好转，但仍感疼痛。

现症见腰部酸痛，偶有刺痛，下肢皮肤甲错，末梢循环欠佳。舌暗，舌下络脉泛紫，脉沉涩。

查体：直腿抬高试验（＋），股神经牵拉试验（＋），左下肢腓肠肌处感觉较右侧减退。

辅助检查：腰椎 MR 示：L4/5 椎间盘突出，L5/S1 椎间盘突出钙化。

西医诊断：腰椎间盘突出症。

中医诊断：腰痛，气滞血瘀证。

治法：活血化瘀，通络止痛。

处方：生川芎 10g，生当归 12g，独活 10g，地龙 10g，莪术 9g，三棱 10g，煅瓦楞子 12g，炒麦芽 15g，神曲 15g，炒杜仲 10g，生黄芪 30g，防风 9g，桂枝 9g。

14 剂，日 1 剂，早晚温服。

二诊：患者自述症状改善明显，腰痛减轻，查其脉较前涩感稍好，舌下络脉未见明显泛紫，但舌体有齿痕，大便黏腻，故在原方基础上加用阳春砂 6g，炒白术 12g，生泽泻 10g，炒车前子 15g。

三诊：患者腰痛症状较前明显改善，舌淡红，苔淡白，脉弦，效不更方，二诊方再服 1 个月。

【师生对谈】

生：对于气滞血瘀型的腰椎间盘突出症，临床诊断有什么需要注意的地方？

师：腰痛在临床上极为常见，对于这类疾病的治疗，我们首先要明确其病因。该患者年过半百，肾中精气本就不足，腰部间断性疼痛 2 年余，现加之寒邪侵袭，腰痛复发，且影像学提示椎间盘突出，故诊断为腰椎间盘突出症。患者年老，气机阻滞，血液运行欠佳，故下肢皮肤甲错，末梢循环不佳，而脉沉涩，舌下络脉泛紫也证明了患者主要属于气滞血瘀证。

生：对于气滞血瘀型的腰椎间盘突出，我们在治疗上应该注意什么？

师：在治疗方面不仅要注意补肾，还需要活血化瘀。方中独活、川芎、当归活血化瘀止痛，莪术、地龙、三棱破血逐瘀加强活血之效，杜仲补肾中精气，黄芪、桂枝温阳化气，煅瓦楞子、炒麦芽、神曲健脾消食，加用防风防止患者出现外感症状，方中各药各司其职。

师：当然，我们在治疗某一疾病的时候，还应该注意患者是否有其他症状，比如该患者在二诊时大便黏腻，舌体有齿痕，此为体内脾虚湿盛，故加用阳春砂、炒白术、生泽泻、炒车前子健脾化湿。

案二　刘某，男，36岁。

主诉：腰部酸胀感1周。

患者自述1周前无明显诱因下出现双侧腰部酸胀感，无明显疼痛，按压时向下放射，久坐后症状加重。患者从事海鲜生意，长期在潮湿处工作，平素畏寒，腹部易受凉腹泻，且偶感腰部酸软。

现症见两侧腰部酸痛，向下放射，受寒或久坐后加重，纳差，便溏。查其脉偏滑，齿痕舌。

查体：直腿抬高试验（－），棘突压痛、叩击痛（－），椎旁压痛（＋），梨状肌压痛（＋），双下肢感觉正常，肌力Ⅴ级。

辅助检查：查腰椎MR示：L5/S1椎间盘突出（中央型）。

西医诊断：腰椎间盘突出症。

中医诊断：腰痛，寒湿痹阻证。

治法：散寒化湿，通络止痛。

处方：狗脊 12g，炒杜仲 10g，肉桂 9g，干姜 9g，生黄芪 30g，生川芎 10g，生当归 12g，地龙 10g，炒白术 12g，炒车前子 15g，生泽泻 10g，泽兰 10g。

14 剂，日 1 剂，早晚温服。

二诊：患者自述服药 2 天后症状便有所好转，服药期间小便增多，便溏好转。但由于搬重物导致症状再次加重，查其舌脉，与前无明显差异，故原方再服 2 周，嘱患者休息，不可过度劳累，并进行腰背肌锻炼。

三诊：患者现感症状较前有明显改善，腰部怕冷感减轻，现仅余少许酸胀感，无刺痛，齿痕舌较前好转，脉濡，胃纳较好，遂原方去干姜，续服 14 剂。

四诊：患者腰部不适感已基本消失，已无便溏及纳差，舌淡苔白，脉弦。三诊方去车前子、生泽泻、泽兰，加黄芪 30g，再服 14 剂。

【师生对谈】

生：寒湿痹阻型腰椎间盘突出如何与气滞血瘀型鉴别？

师：临床上我们对于某一疾病证型的判断，不应该只局限于舌苔脉象，还要注意问患者的生活习惯、工作环境、人际关系等。这位患者腰部、臀部不适，查 MR 后发现腰椎间盘突出，而且患者长期在潮湿处工作，受寒或久坐后加重，查其脉偏滑，齿痕舌，故我们辨证为寒湿痹阻型腰椎间盘突出。

生：那治疗上又有什么不同呢？

师：两者证型根源都是经脉痹阻，都会用到通络止痛的中药，但是一个以气滞为主，一个以寒邪为主，因此治疗上也有所偏差。这位患者我们以散寒化湿、通络止痛为主。方中以黄芪、肉桂、干姜温补阳气，白术、车前子、泽泻、泽兰利湿健脾，腰椎间盘突出主要责任脏腑在肾，故用狗脊、杜仲补肾精气，川芎、当归、地龙活血化瘀。

案三　李某，男，55 岁。

主诉：反复腰部酸痛 3 月余，伴右下肢放射痛 1 周。

患者诉 3 月前因弯腰时突发腰部酸痛不适，工作或久坐后疼痛症状更加明显，在家休息后腰部酸痛症状未见明显好转，1 周前搬重物后腰部疼痛加重，同时伴右下肢出现放射性疼痛，活动受限。

现症见患者疼痛貌，体型稍胖，弯腰扶背。舌暗红，苔黄腻，脉弦数。

体格检查：患者腰 3、腰 4、腰 5 棘突压痛明显，棘突旁压痛（＋），右侧梨状肌压痛（＋），右下肢直腿抬高试验（＋），右下肢皮肤运动感觉无异常，余肢无异常。

辅助检查：腰椎 MR 示：L3/4 椎间盘膨出，L4/5 椎间盘突出。

西医诊断：腰椎间盘突出症。

中医诊断：腰痛，气滞血瘀，湿热中阻证。

治法：活血通络，清热利湿。

处方：独活 10g，炒瓦楞子 15g，炒麦芽 15g，茯苓 15g，神曲 15g，焦山楂 12g，黄柏 10g，泽泻 10g，泽兰 10g，延胡索 10g，莪术 9g，三棱 10g，黄芪 30g，川芎 10g，当归 12g，车前子 15g。

14 剂，日 1 剂，早晚温服。

二诊：患者自诉腰部疼痛较前有少许好转，可轻微活动，但活动后仍有腰部酸痛不适感，右下肢仍有麻木。患者追诉右侧舌边疼痛，查体可见一直径 2mm 溃疡。舌暗红，苔黄腻，脉弦数。上方去延胡索，加金银花 20g，连翘花 10g，厚朴 10g，再服 14 剂。

三诊：患者自诉腰痛较前明显缓解，可短距离行走，右下肢麻木感较前好转，右侧舌边口腔溃疡已消，但有乏力纳差，腹胀等症状。舌暗红，苔白，脉沉弦。在上方基础上加白术 10g，甘草 6g，阳春砂 6g，陈皮 10g，服 14 剂。

四诊：患者诉腰痛症状已基本消除，但长时间站立或行走后，偶有右下肢麻木，偶有乏力，腹胀。查体：患者腰 3、腰 4、腰 5 棘突压痛（-），棘突旁压痛（±），右侧梨状肌压痛（-），右下肢直腿抬高试验约 60°，右下肢皮肤运动感觉无异常，余肢无异常。舌红，苔薄白。患者病情稳定，去金银花、连翘，续服上方 14 剂。

【师生对谈】

生：脊痛消是您治疗腰椎间盘突出的常用方，它适用于哪种类型的腰椎间盘突出呢？

师：腰椎间盘突出症在中医上属于腰痹，辨证分型上主要有血瘀型、寒湿型、湿热型、肝肾亏虚型。腰痛消是治疗腰痹的基础方，在面对不同证型时可加减应用。

患者主诉 3 月前因弯腰突发腰部酸痛不适，活动后疼痛加重，1 周前搬重物后腰部疼痛加重，同时伴右下肢出现放射性疼痛，活动受限。患者弯腰及搬重物时使腰部产生损伤，气血瘀滞腰府，不通则痛，故活动后疼痛加重，根据患者体型及舌脉，患者体内湿热，故辨证为腰痛病，气滞血瘀，湿热中阻证，故初诊拟方脊消痛二号方加减，方中当归、川芎活血补血，濡养腰府，三棱、莪术活血破血，主攻气滞瘀血，延胡索行气止痛，方中另加入泽兰、黄柏清利湿热，泽泻、茯苓、车前子利水祛湿，为防止方中诸药伤胃，还加入瓦楞子护胃，焦三仙消食，诸药合用，共奏活血化瘀、补血生新、行气止痛、清热利湿之功效。患者二诊诉症状较前好转，即为初诊方剂有效，故效不更方，在初诊方剂之上进行加减，二诊时患者舌苔转为黄腻，且舌边可见溃疡，故患者必为体内有热，热郁不发则上攻于心，舌开窍于心，则发为溃疡，故加入二花清热泻火，加入厚朴取其通降之性使心火下降。三诊时患者症状已明显好转，且溃疡已消，但患者出现了乏力、腹胀、纳差的情况，此为脾虚之证，脾主肌肉，脾气不升则四肢无力，脾胃运化失司浊气不降，发为腹胀，故加入白术、党参、甘草，与方中茯苓配伍，取其四君子汤之义，健脾益气，另加入陈皮行气，以防气滞不行。四诊时患者症状已基本消除，病情稳定，故续服上方以巩固疗效。

案四　杨某，女，63 岁。

主诉：腰痛伴左下肢疼痛麻木 1 月余。

患者 1 月前弯腰时不慎扭伤腰背部疼痛，当时未予重视，休息后稍有改善，3 日前因工作劳累，自感腰痛症状加重，平卧时疼痛减轻，下地行走时伴有左下肢放射痛，活动受限。

现症见腰部胀痛，甚如针刺，夜轻日重，休息可缓解，伴有活动不利，动则痛甚，平素口黏，晨起则口苦，头蒙。舌淡红，苔黄腻，舌下隐有瘀斑，脉弦涩。

查体：L4/L5、L5/S1 棘突压痛（＋），左下肢直腿抬高及加强试验（＋），右下肢直腿抬高试验（－），双下肢肌力、皮肤感觉无殊，足趾活动度可，末梢循环可。

辅助检查：门诊 X 线示腰椎曲度变直，腰椎退行性变。CT 示 L3/4、L4/5 腰椎间盘突出，L5/S1 腰椎间盘轻度膨出。

西医诊断：腰椎间盘突出伴坐骨神经痛。

中医诊断：腰痛，气滞血瘀证。

治法：行气活血，化瘀止痛。

处方：生当归 12g，生川芎 10g，生黄芪 30g，三棱 10g，盐杜仲 10g，龙胆 3g，忍冬藤 25g，生泽泻 10g，生桂枝 10g，山楂炭 12g，骨碎补 9g，炒麦芽 15g，生甘草 10g，茯苓 16g，麸炒白术 12g，炒车前子 15g，虎杖 10g。

14 剂，水煎服，日 1 剂，饭后服用。

二诊：患者述腰痛较前好转，头蒙减轻，下地行走时左下肢放射痛缓解，续用前方 14 剂，嘱患者可加强腰背肌锻炼，避免久坐。

三诊：患者述停药 1 个月后腰背部疼痛，前几日过度食用肉类，近日感腹痛，大便不成形，口苦，口黏复见，泛酸，甚则头晕眼花。症见大便不成形，腹部胀满疼痛。舌质淡，苔黄腻，脉沉滑数。

处方：前方去龙胆、盐杜仲、山楂炭、炒麦芽、虎杖，加阳春砂 6g，炒海螵蛸 20g，煅珍珠母 30g，麸炒薏苡仁 25g。7 剂，日 1 剂，饭后服用。

四诊：患者述平日偶感腰痛，症状较前明显改善，腹痛，口苦，泛酸症状减轻，病情稳定。

处方：上方加首乌藤 15g，14 剂，服用方法同前。

告知患者平日避免过度弯腰负重，久坐工作时需佩戴腰围保护。

五诊：守上方 1 月余，今日患者述前天因过度劳累再次出现腰痛，症状较初诊时轻，可以忍受，腹痛、口苦症状已无，但近期睡眠较差，乱梦纷纭，腰痛病情稳定。

处方：上方加通草 6g，茯神 20g，14 剂，服用方法同前。

告知患者平日避免过度弯腰负重，清淡饮食，久坐工作时需佩戴腰围保护。

【师生对谈】

师：目前腰椎间盘突出症在临床上十分常见，对于这个疾病，我们也已经遇到过多次，那你说说，对它有什么理解。

生：腰椎间盘突出症，中医病名为腰痛，《备急千金要方·腰痛》说到："凡腰痛有五：一曰少阴，少阴肾也。十月万物阳气皆衰，是以腰痛。二曰风痹，风寒着腰，是以腰痛。三曰肾虚，役用伤肾，是以腰痛。四曰肾腰，坠堕伤腰，是以腰痛。五曰取寒眠地，为地气所伤，是以腰痛。痛下止，引牵腰脊，皆痛。"腰痛可因感受寒湿、湿热，或跌仆外伤，气滞血瘀，或肾亏体虚所致。其病理变化常表现出以肾虚为本，感受外邪，跌仆闪挫为标的特点。本次就诊患者腰部不慎扭伤，加之工作劳累，出现腰部胀痛，甚如针刺，并平素饮食不节，湿热蕴结，舌淡红，苔黄腻，舌下隐有瘀斑，脉弦涩，为气滞血瘀并湿热之象。

师：你分析得对，这位患者除了气滞血瘀，还兼有湿热之象，这是饮食习惯引起的，所以我们治疗上以行气通络、活血化瘀为主，清热利湿为辅。你再来说说，我这次开的方子各中药的作用。

生：忍冬藤，取其祛风通痹之效也，邪散则肌表安和，气血流通，故其痛自止也。三棱、川芎行气活血之效优，杜仲、骨碎补补肝肾，强腰膝，当归、黄芪补益气血，佐以麦芽、山楂炭、茯苓、炒白术健脾和胃，防止三棱、车前子等药损伤胃气，炒车前子、虎杖、泽泻、龙胆草清热利湿化浊，生桂枝温经，生甘草调和诸药。全方攻补兼施，以行气通络为主，佐以补气血、益肝肾、护胃气、清湿热，多效共举。

第三节

脱出型腰椎间盘突出症

脱出型腰椎间盘突出症是椎间盘纤维环破裂，髓核组织脱出于后方或椎管内，引起较为严重的急性腰腿痛或马尾神经症状。脱出型腰椎间盘突出症比突出型更为严重，病初症状表现较重，多数患者为尽快缓解症状而选择手术治疗，但手术治疗存在风险大、创伤大等缺点。中医治疗通过辨证施治，对部分脱出型腰椎间盘突出症患者有明显疗效，且不良反应低，患者容易接受。

脱出型腰椎间盘突出症多由外伤或久坐久站，过度劳累所致，属本虚标实，气虚无法固摄髓核，而脱出于后方或椎管内。同时气虚可致血行受阻，痹阻经络，不通则痛，或水运不化，聚而成痰、湿；因此本病治法当以益气活血为先，可重用黄芪、党参等，同时兼化痰利湿通络。本病应以减轻疼痛为基础，再缓解麻木，解除神经根的压迫，综合治疗。史晓林教授认为，中药辨证内服配合牵引加适当腰背肌锻炼为目前临床中较为理想的方法。中药内服为主，辨证施治；卧床休息可减少运动刺激，减少对神经根的压迫；牵引治疗可使腰椎间隙增大，利于突出髓核回纳；适当的腰背肌锻炼可加强腰背力量，利于康复。

案一　孙某，女，62 岁。

主诉：腰痛 1 个月，加重 1 周。

患者自述 1 个月前无明显诱因出现腰部疼痛，活动受限，患者未进行特殊处置，1 周前腰部扭伤导致疼痛加重，自行使用麝香追风膏治疗，疼痛未能缓解，遂来我院就诊。

查体：显示直腿抬高加强试验（+），左下肢小腿肌肉萎缩，感觉减退。

现症见腰部疼痛，活动受限，大便秘结。舌质紫暗，有瘀斑，脉沉涩。

辅助检查：腰椎间盘 CT 示 L5/S1 腰椎间盘脱出。

西医诊断：腰椎间盘突出症。

中医诊断：腰痛，气滞血瘀证。

治法：活血化瘀，行气止痛。

处方：生黄芪 30g，生当归 12g，生川芎 10g，三棱 10g，莪术 9g，酒地龙 10g，天麻 9g，盐杜仲 10g，制狗脊 12g，独活 10g，生泽泻 10g，泽兰 10g，山楂炭 12g，焦六神曲 15g，炒麦芽 15g，煅瓦楞子 15g。

14 剂，水煎服，日 1 剂。

二诊：患者服药后双膝关节疼痛减轻，大便黏腻。舌暗红，苔白腻，脉弦滑。初诊方加泽泻 10g，车前子 10g，14 剂，水煎服，日 1 剂。

三诊：患者服药后腰部疼痛不明显，大便偶溏。舌暗，苔白，脉弦滑。二诊方去车前子，继服 14 剂后症状皆除，未见明显不适。嘱患者平时注意腰部保暖，适当做腰背部锻炼。

【师生对谈】

生：为何气滞血瘀证腰痛会同时出现湿热？

师：气滞本身易导致血瘀，同时气滞则水运不化，水气则聚而成湿，困阻于脾，瘀血易化热，中医学指出，气血、经络、脏腑功能失衡均与腰痛紧密相连，引起这一疾病的病因包括：①外伤；②劳损；③缺乏肾气，筋脉失养；④风湿之邪流至经络，使得经络瘀阻，不通则痛。

《灵枢·百病始生》："是故虚邪之中人也……留而不去则传舍于输，在输之时，六经不通，四肢则肢节痛，腰脊乃强。"《诸病源候论·腰脚疼痛候》："肾气不足，受风邪之所为也，劳伤则肾虚，虚则受于风冷，风冷与正气交争，故腰脚痛。"本病病机属本虚标实，本虚为肾虚，有的兼有气虚；标证为瘀血阻络，不通则痛，不荣则麻，不同患者可能兼有风寒、寒湿、气滞、痰阻等。本症患者属于气滞血瘀型，方选血府逐瘀汤加减，当归、川芎活血补血，黄芪益气，三棱、莪术破血行气、活血化瘀，天麻、地龙通经活络，杜仲、狗脊补肝肾、强腰脊、止痛，独活通痹，泽泻、泽兰气血同治，利水行血而消肿，山楂炭、焦六神曲、炒麦芽、煅瓦楞子健脾利湿。配合患者腰背肌锻炼及日常生活习惯的改变，最终消除患者腰椎间盘突出症的典型症状。

案二　王某，女，33 岁。

主诉：腰部疼痛不适 10 月余，加重 2 天。

患者 10 个月前活动时不慎扭伤致腰部疼痛，活动受限，于当地医院诊断为腰椎小关节紊乱，自行推拿针灸治疗后稍有缓解，未继续治疗。2 天前于工位上起身活动时突发腰痛，症状同前，较前加重，伴腰部俯仰受限，休息后未缓解，前往本院就诊。

现症见腰部疼痛，夜间出汗，纳寐可，二便无特殊。舌红苔黄，脉细涩。

查体：腰部肌肉紧张，双侧直腿抬高试验（－），L3/4、L4/5 椎间隙有压痛。

辅助检查：腰椎 MR：①腰椎轻度侧弯；② L4/5 椎间盘脱出；③ L3/4 轻度骨质增生。

西医诊断：腰椎间盘突出症。

中医诊断：腰痛，气滞血瘀证。

治法：益气通经活络，活血化瘀。

处方：熟地黄 12g，当归 15g，川芎 10g，黄芪 30g，三棱 9g，莪术 9g，独活 10g，地龙 10g，泽兰 10g，天麻 10g，车前子 12g，神曲 12g，炒麦芽 12g，炒杜仲 10g，狗脊 12g，黄柏 10g。

14 剂，水煎服，日 1 剂，早晚温服。

二诊：患者 2 周后前来复诊，症状较前好转，自觉夜间出汗明显，原方加生龙骨 15g，生牡蛎 15g，三棱、莪术改为 6g，其余同前，继服 14 剂。嘱患者加强腰背部功能锻炼。

三诊：患者 3 周后前来复诊，自觉疼痛较前明显好转，原方去天麻、独活、熟地黄，继服 14 剂。嘱患者加强锻炼腰背部肌肉，佩戴护腰，避免久坐久站，长时间伏案工作后需起身休息活动。

四诊：患者 2 周后复诊，已觉恢复，嘱定期随诊。

【师生对谈】

生：患者出现夜间出汗之症，为何不用养阴敛汗之品？

师：本案患者出现夜汗，但本身并无阴虚之证，而为瘀血化热迫汗而出，瘀血的特点是入夜加重，故夜间易出汗，而非阴虚盗汗之症。

本案患者为互联网从业员工，长期久坐，10 个月前受伤后未彻底治疗，迁延未愈发展为腰椎小关节突关节炎。患者青年女性，旧伤复发，舌红苔黄，脉细涩，可辨为气滞血瘀兼有阴虚之证，治以益气通经活络，活血化瘀，再加以滋阴。当归、川芎活血补血，黄芪益气，黄柏、车前、泽兰祛湿，独活通痹止痛，地龙通络，焦山楂、神曲、炒麦芽健脾，炒杜仲、狗脊补肝肾，强腰脊。患者伤后复发，血脉瘀滞，三棱、莪术合用破血行气、活血化瘀，熟地黄滋阴。二诊述出汗多，予龙骨、牡蛎，诸药合用具有活血化瘀止痛、益气通经络的功效。

案三　张某，男，47岁。

主诉：患者腰部疼痛10小时。

患者昨夜工作时突感腰部疼痛剧烈，休息一夜后未见缓解，遂来我院就诊。

现症见腰部疼痛，神清，痛苦状，腰部不敢屈伸，活动受限，咳嗽或活动后疼痛加剧。纳寐一般，二便无特殊。舌淡苔白，脉弦紧。

查体：腰4/5椎间隙压痛，腰部肌肉紧绷，可触及条索状结节。

辅助检查：腰椎DR未见骨折征象；腰椎MR示L4/5椎间盘脱出伴有退行性病变。

西医诊断：腰椎间盘突出症。

中医诊断：腰痛，气滞血瘀证。

治法：活血化瘀止痛。

处方：当归12g，川芎10g，黄芪30g，三棱10g，莪术9g，炒杜仲10g，地龙10g，泽兰10g，天麻9g，焦山楂12g，神曲15g，炒麦芽15g，煅瓦楞子15g，狗脊12g，车前子15g。

14剂，水煎服，日1剂，早晚温服。

嘱患者进行腰椎牵引治疗，并锻炼腰背部肌肉。

二诊：患者2周后前来复诊，自觉腰痛较前明显减轻，但出现食欲减退情况，原方加阳春砂15g，再服2周。

三诊：患者2周后再来复诊，自觉症状几乎消失，二诊方去狗脊、天麻，加泽泻10g，续服2周巩固疗效，并注意休息，不适随诊。

四诊：患者 3 周后复诊，已自觉好转，嘱工作久站时佩戴护腰，避免受凉。

【师生对谈】

生：本案为何用牵引疗法配合中药口服治疗？

师：本案患者活动后腰部疼痛剧烈，活动受限，就诊及时，病史并不长，通过影像学检查及查体排除骨折病，可判断为急性损伤，故先行牵引，解除神经根压迫，减轻水肿，配合中药活血化瘀利水，疗效加倍。患者中年男性，活动后起病，舌红苔白，脉涩，可辨为明显的气滞血瘀之证，治以活血化瘀止痛。本方中当归、川芎活血补血，黄芪益气，三棱、莪术破血行气，活血化瘀，泽兰祛湿，地龙通络，焦山楂、神曲、炒麦芽健脾，炒杜仲、狗脊补肝肾，强腰脊。诸药合用具有活血化瘀止痛的功效。

案四　李某，女，50 岁。

主诉：腰痛伴右下肢放射痛 1 年，加重 1 月。

患者 1 年前因搬重物致腰部扭伤，当即感腰部疼痛，呈持续性胀痛，伴右下肢放射痛，活动时疼痛加剧，无鞍区麻木。在家自行外用止痛膏药，卧床休息 1 周后疼痛缓解。1 个月前，诉洗凉水澡后腰部疼痛加重，右下肢放射痛明显，服西乐葆、外用止痛膏药效果不显。

现症见神清，精神倦怠，肢体困重，胃纳欠佳，夜寐差，大便不成形，小便尚可。舌胖大边有齿痕，苔腻。

查体：腰椎生理曲度变直，无侧弯，腰 4/5 椎间隙压痛，活动受限，向右侧弯时疼痛加重，向左侧弯疼痛减轻。右小腿肌肉萎缩，右小腿外侧皮肤感觉减退，右直腿抬高试验 40°，加强试验 30°。右踇伸肌肌力Ⅲ级，跟腱反射减弱。

辅助检查：腰椎间盘 CT：腰 4/5 椎间盘向右后方脱出，压迫硬膜囊。腰椎 MR：腰 4/5 椎间盘向右后方脱出，压迫硬膜囊。

西医诊断：腰椎间盘突出症（L4/5）。

中医诊断：腰痛，脾虚湿盛证。

治法：健脾利湿，活血化瘀。

处方：生黄芪 30g，生当归 12g，生川芎 10g，三棱 10g，莪术 9g，酒地龙 10g，天麻 9g，盐杜仲 10g，茯苓 15g，白术 10g，独活 10g，生泽泻 10g，泽兰 10g，厚朴 12g，焦六神曲 15g，炒麦芽 15g，薏苡仁 25g。

7 剂，水煎服，日 1 剂，早晚煎服。

二诊：患者腰部疼痛大部分缓解，精神倦怠、肢体困重、大便不成形之证明显好转，但右下肢皮肤感觉仍有麻木。舌淡苔薄白，脉弦。患者湿证已去，故去泽泻、泽兰，肢体仍有麻木，为地龙通经之效不及病重。

去天麻，加蜈蚣 3 条，增强通经之功。续服 14 剂，水煎服，日 1 剂，早晚煎服。

三诊：患者症状缓解，二诊方续服 14 剂。

【师生对谈】

生：为何此病诊治中，疼痛易消而麻木难解？

师：腰痹病常常出现痛和麻木症状，血不通则痛，气不通血不足则麻，气血皆不通则木。血瘀易治，而补气生血最难。无形之气可先得，而有形之血不能速生。故痛症易消，而麻木难除，常常需要1个月以上的疗程才可见效。在治疗上常常在活血化瘀的基础上辅以补气生血之品，使气足则血行。

患者早先因不慎扭伤，损伤腰部经络，瘀血痹阻，不通则痛，故腰部疼痛，且因病程长久，有1年之余，叶天士云：久病入络。此为瘀血之证，后自行休息，用药后缓解。1个月前，因洗凉水澡，感寒湿之邪致腰痛复发，且有精神倦怠，肢体困重，大便不成形，舌胖大边有齿痕，苔腻，辨证为脾虚湿盛，兼有血瘀。方中黄芪为君，意在补益元气，气旺则血行，瘀去则络通；当归、川芎活血而不伤血，杜仲补肾填精为臣药。地龙、三棱、莪术、天麻协同当归、川芎增强活血祛瘀、祛风通络之效，独活活血祛湿止痛，同时加用生泽泻、泽兰活血祛瘀，利水消肿；茯苓、白术、薏苡仁健脾利湿，焦六神曲、炒麦芽健脾消食，防止中药碍胃，共为佐药。全方健脾利湿、活血化瘀解患者燃眉之痛，先后天并补直指病所，防患于未然。

案五　黄某，男，55岁。

主诉：腰部疼痛伴右腿痛1周。

患者 1 周前不慎扭伤，当时即感右侧腰部疼痛，伴活动受限，转侧不能。右腿疼痛，不能行走。站立、坐起时疼痛加重，在家休息，贴伤筋膏药不能缓解，患者既往有腰椎间盘突出病史 3 年。

现症见腰部疼痛，精神欠佳，痛有定处，日轻夜重，痛如针刺，不能转侧。舌质暗紫，脉涩。

查体：腰 5 骶 1 棘突处压痛阳性，向右下肢放射痛，右直腿抬高试验（+），加强试验（+），右髋"4"字试验（−），肌力、肌张力基本正常。

辅助检查：腰椎 MR：L3/4 椎间盘膨出，L4/5 椎间盘脱出。

西医诊断：腰椎间盘突出症。

中医诊断：腰痛，气滞血瘀证。

治法：活血化瘀，通络止痛。

处方：生黄芪 30g，生当归 12g，生川芎 10g，三棱 10g，莪术 9g，酒地龙 10g，盐杜仲 10g，独活 10g，山楂炭 12g，焦六神曲 15g，炒麦芽 15g，丹参 15g。

7 剂，日 1 剂，早晚温服。

二诊：患者症状改善较轻，但右腿仍疼痛，考虑病重药轻，遂加用通草 6g，蜈蚣 2 条行气止痛，牛膝 10g 活血化瘀，引药下行，续服 14 剂，日 1 剂，早晚温服。

三诊：患者腰腿痛较前已明显好转，稍感腹部不适，齿痕舌，苔润。遂加用白术 15g，山药 15g，14 剂，日 1 剂，早晚温服。

【师生对谈】

生：此病例用牛膝作为引经药引药下行，伤科疾病引经药如何应用？

师：伤科疾病常需用引经药，使药力达其病所。病位在上肢用桑枝、桂枝；臂膀用姜黄，在腰背用杜仲；在胸肋用柴胡；在下肢用牛膝、木瓜。另外，我喜欢用藤类药物和虫类药，藤类药如忍冬藤、鸡血藤，因为藤类走四肢；虫类药物如蜈蚣、地龙，虫类走经髓。合理应用引经药，才能药到病除。

本案患者中年男性，腰部疼痛，拒按，为腰痛，证属气滞血瘀证。患者腰部扭伤史，病程短，痛处固定拒按，舌质暗紫，脉弦为气滞血瘀之征象。本病病位在腰椎，病性属实证。遂用活血化瘀之品，本方主要用于治疗瘀血痹阻经脉，肢节或周身疼痛。方中黄芪为君，意在补益元气，气旺则血行，瘀去则络通；当归、丹参、川芎活血而不伤血，杜仲补肾填精为臣药。地龙、三棱、莪术协同当归、川芎增强活血祛瘀、祛风通络之效，独活活血祛湿止痛。因患者诉平素脾胃虚弱，喝中药即吐，用山楂炭、焦六神曲、炒麦芽防止中药碍胃。诸药合用，共奏行气活血化瘀之功。二诊，患者腿部仍痛，加牛膝意在引药下行，使药力达病之所在。

第四节

许莫氏结节型腰椎间盘突出症

许莫氏结节属于腰椎间盘突出症诸多类型中的一种，是一种腰椎间盘内髓核突出现象，只不过它的突出是向上或向下于另一节椎体内，这种突出一般不会出现典型的腰椎间盘突出的症状。当椎体软骨终板存在薄弱区域时，椎间盘的髓核组织可经薄弱处疝入椎体骨松质内，造成椎体内出现半圆形的缺损阴影。

许莫氏结节型腰椎间盘突出症多因肝肾不足、气滞血瘀导致。肝肾不足则筋脉失养，骨松不健。气滞血瘀型患者往往有外伤史，外伤能够损伤肌肉或者神经引起局部瘢痕、粘连，在局部呈现出气滞血瘀的状态，每个人的情况不尽相同，所以根据病情采取合适的治疗方案才是正确的方法。许莫氏结节出现下肢麻木感、发冷、刺痛、肌肉萎缩等症状，主要是经络阻滞，肌皮失养，血液循环受阻就会发冷、麻木、知觉减退，甚至肌肉萎缩。对此，史晓林教授从虚实两方面进行辨证治疗，虚证宜益气养血，培补肝肾，根据虚之所在，或健脾益气，或气血双补，或滋阴清热，或补益肝肾。实证宜祛邪通络，根据外邪的不同，分别予以祛风散寒，疏风清热，清热除湿，或化痰行瘀，活血通络。虚实夹杂，当权衡主次，攻补兼施。同时，针对此类患者可能会有便秘、胸闷等表现，在原有治疗方药的基础上兼顾润肠、理气等。另外，嘱患者慎起居，适寒温，据病情适当活动和采用外治法，不仅是护理的重要措施，也为防病治病及康复所必需。平时注意避免长时间伏案工作，避免弯腰劳作，端正腰部姿势，避免长时间坐立弯腰，可以进行腰部背部肌肉功能训练，如飞燕式锻炼和五点支撑法锻炼。

案一　许某，女，50岁。

主诉：双下肢无力1年余，伴腰酸半月。

1年前患者开始经常感双下肢乏力，时有腰部酸胀，久行久站时明显，无下肢麻木，后症状逐渐加重，出现踩棉花感，行走约100米即开始感腰部疼痛不适，休息后减轻，今来我院就诊。

现症见腰部压痛，双下肢肌肉萎缩，形体消瘦，不寐，小便量少，食欲下降。舌红少苔，脉沉细数。

查体：腰部压痛，活动无明显受限，直腿抬高试验（－），加强试验（－），双下肢肌肉轻度萎缩，肌张力增高，左小腿外侧皮肤感觉减弱，末梢血运正常，病理反射未引出。

辅助检查：腰椎 MR 提示 L3/4 椎管狭窄，黄韧带肥厚，L3/4 椎间轻度盘膨出，L4/5 许莫氏结节。

西医诊断：腰椎间盘突出症，腰椎椎管狭窄症。

中医诊断：腰痛，肝肾阴虚证。

治法：补益肝肾，理气止痛。

处方：盐杜仲10g，制狗脊12g，熟地黄15g，独活10g，黄芪30g，白术15g，山楂炭12g，焦六神曲15g，炒麦芽15g，煅瓦楞子15g，酒地龙10g。

14 剂，200mL 水煎服，早晚分服。

二诊：患者自诉腰部仍有酸胀不适，下肢乏力感较前略有减轻，活动后仍感腰部明显不适，心烦，入睡困难，大便干燥、难解，小便短赤。舌红苔薄白，脉细数。

查体：腰部压痛，活动无明显受限，直腿抬高试验（-），加强试验（-），双下肢肌肉轻度萎缩，肌张力增高，左小腿外侧皮肤感觉减弱，末梢血运正常，病理反射未引出。

处方：本方增加茯苓 12g，远志 10g，玄参 12g，麦冬 15g，服用方法同上。

三诊：患者感行走后仍有腰部酸胀，但程度较前减轻，行走距离较前增加，双下肢乏力感改善，大便较前好转，睡眠较前改善。舌暗红，脉细数。查体：腰部无明显压痛，活动无明显受限，直腿抬高试验（-），加强试验（-），双下肢肌肉轻度萎缩，肌张力增高，左小腿外侧皮肤感觉减弱，末梢血运正常，病理反射未引出。

处方：上方去除煅瓦楞子、酒地龙 10g。14 剂，日 1 剂，水煎 200mL，早晚分服。

【师生对谈】

生：为何肝肾亏虚型腰痛会兼见入睡困难及大便干燥？

师：患者老年女性，肝肾亏虚，肾虚不能濡养腰府则腰痛，而肝主筋，筋脉失养则乏力。肾虚于下，虚火扰神则不寐，阴精亏损，故肠燥便秘。许莫氏结节相对于其他类型的腰椎间盘突出症，较少表现出神经症状，主要为椎体局部的疼痛。同时，由于许莫氏结节对椎体的破坏，导致患者脊柱畸形的可能性更大，如身高下降、驼背等，而一旦出现这种情况，将对腹部和胸部的脏器产生影响，表现为胸闷、便秘等。

生：针对肝肾阴虚型腰椎间盘突出症治疗思路？

师：治疗肝肾亏虚型腰椎间盘突出症的思路应以补肾阴、壮肾阳为主，兼以通经络强筋骨的药物，比如本方中盐杜仲、制狗脊、熟地黄补益肝肾，独活、酒地龙通经络，强筋壮骨，黄芪、白术健脾益气，山楂炭、焦六神曲、炒麦芽消食，煅瓦楞子制酸止痛。后患者复诊出现不寐、便秘明显，予以茯苓、远志养心安神，玄参、麦冬滋阴补液。

案二 李某，女，67岁。

主诉：腰背部酸痛半年余，加重半月余。

患者自述半年前开始出现行走后腰背部酸痛，伴有左下肢酸痛不适，乏力，偶有麻木不适，休息时上述症状可自行缓解，半月前患者症状加重，休息时仍感不适，今来我科就诊。

现症见双下肢乏力，活动后感腰部及双下肢麻木疼痛明显，形体消瘦，口干，时有便溏，口淡不渴，小便量少，大便尚可。舌红少苔，脉沉细。

查体：腰背部轻度压痛，腰部活动稍受限，腰部过伸试验（+），双下肢直腿抬高试验（+），加强试验（+），四肢肌力及肌张力正常，病理反射未引出。

辅助检查：腰椎MR示腰椎L3/4椎管狭窄，腰4/5许莫氏结节。

西医诊断：腰椎间盘突出症，腰椎椎管狭窄症。

中医诊断：腰痛，脾肾阳虚证。

治法：补益肝肾，健脾益气。

处方：生黄芪 30g，山药 15g，茯苓 12g，酒地龙 10g，盐杜仲 10g，制狗脊 12g，女贞子 12g，焦六神曲 15g，炒麦芽 15g，煅瓦楞子 15g，泽泻 10g，泽兰 12g，车前子 15g。

14 剂，200mL 水煎服，早晚分服。

二诊：患者自诉腰背部疼痛较初诊时缓解，左下肢疼痛减轻，不寐多梦，大便正常，小便量少。舌红少苔，脉沉细。

查体：腰背部轻度压痛，腰部活动稍受限，腰部过伸试验（+），双下肢直腿抬高试验（+），加强试验（+），四肢肌力及肌张力正常，病理反射未引出。

处方：上方加用珍珠母 30g，夜交藤 15g，合欢皮 10g。14 剂，日 1 剂，水煎 200mL，早晚分服。

三诊：患者下肢无力感缓解，睡眠显著改善，但行走后仍感腰部疼痛不适，程度较前减轻，小便量少较前改善。舌红，苔薄白，脉沉细。

查体：腰背部轻度压痛，腰部活动稍受限，腰部过伸试验（-），双下肢直腿抬高试验（-），加强试验（-），四肢肌力及肌张力正常，病理反射未引出。

处方：上方去狗脊、瓦楞子，加通草 6g，川牛膝 12g。14 剂，日 1 剂，水煎 200mL，早晚分服。

四诊：患者自诉休息时无明显疼痛不适，行走后稍感腰部些许疼痛，但程度较前减轻，小便无特殊。舌红，苔薄白，脉沉细。

查体：腰背部轻度压痛，腰部活动稍受限，腰部过伸试验

（－），双下肢直腿抬高试验（－），加强试验（－），四肢肌力及肌张力正常，病理反射未引出。

处方：上方去泽兰、合欢皮、通草，加肉桂 12g。14 剂，日 1 剂，水煎 200mL，早晚分服。

【师生对谈】

生：本病虽为脾肾阳虚型，实则以肾虚为本，如何理解？

师：本病患者为老年女性，长期劳作，负重弯腰，导致肾精亏虚，耗伤正气，肾虚水不养土，饮食不节，脾胃失运，导致气血生化无源，不能濡养筋骨，腰为肾府，肾虚则腰府失养，不荣则痛，脾主四肢，气血生化无源则四肢活动不利，肌肉瘦削，疼痛不适。

生：脾肾阳虚型腰椎间盘突出症应如何用药呢？

师：脾肾阳虚型腰椎间盘突出症遣方用药时主要考虑两方面，即补肾健脾、活血化瘀。因此，本方用生黄芪、山药健脾益气，茯苓又可健脾宁心；盐杜仲、制狗脊补肾壮阳，配以女贞子补肝肾阴，强筋健骨，为阴中求阳；酒地龙通经止痛，煅瓦楞子化瘀，制酸止痛，增强止痛效果；配以焦六神曲、炒麦芽消食和胃，改善食欲，以泽泻、泽兰、车前子利尿通淋改善小便。

案三　张某，男，51 岁。

主诉：腰痛伴左下肢酸痛 1 月余，加重 2 天。

患者 1 个月前腰部不慎扭伤出现腰痛伴左下肢酸痛，甚如针刺，行走活动时加重，休息时可缓解，夜间尤胜，当时未予重视，自行膏药外用，稍有改善，2天前出现上述症状并加重，出现下地行走时伴有左下肢放射痛，活动受限，症状反复，遂来我院门诊就诊。

现症见患者神清，精神尚可，语声低微，心态平和，气息平稳，左下肢酸痛，伴间接性跛行。舌淡红，苔薄白，舌下有瘀斑，脉弦涩。

查体：腰椎生理曲度存在，腰骶部局部压痛，棘突叩击痛（－），活动受限，腰部肌肉稍紧张，右下肢直腿抬高试验（－）、加强试验（＋），左小腿感觉酸痛麻木，左下肢肌张力正常，双跟膝腱反射正常，双下肢远端趾动血运可。

辅助检查：腰部MRI：腰4/5许莫氏结节，椎管狭窄。

西医诊断：腰椎间盘突出症，腰椎椎管狭窄症。

中医诊断：腰痛，气滞血瘀证。

治法：行气活血，化瘀止痛。

处方：车前子10g，狗脊12g，煅瓦楞子15g，炒麦芽15g，神曲15g，天麻9g，焦山楂12g，当归12g，泽兰10g，地龙10g，炒杜仲10g，莪术9g，三棱10g，黄芪30g，生川芎10g。

14剂，水煎服，日1剂，饭后服用。

二诊：患者述左下肢酸痛较前好转，下地行走时左下肢放射痛缓解，遂加用三棱5g，莪术5g。续服14剂，日1剂，早晚温服。嘱患者可加强腰背肌锻炼，避免久坐。

三诊：患者述左下肢稍感酸痛，症状较前改善，病情稳定，去川芎，加蜈蚣2条，共14剂，服用方法同前。告知患者平日避免过度弯腰负重，久坐工作时需佩戴腰围保护。

四诊：患者腰部和左下肢疼痛较前明显缓解，继服前方14剂，服用方法同前。告知患者平日避免过度弯腰负重，工作久坐时需佩戴腰围保护。

【师生对谈】

师：此病例的诊疗思路是什么？

生：患者腰部不慎扭伤，加之工作劳累，出现腰部胀痛，甚如针刺，痛有定处，痛处拒按，日轻夜重。舌淡红，苔薄白，舌下隐有瘀斑，脉弦涩。可辨证为气滞血瘀。治疗以行气活血，化瘀止痛为主。

生：本案选方及配伍用意？

师：方用地龙、莪术、天麻祛风通络，用三棱、泽兰、川芎行气活血，煅瓦楞子化瘀散结，合杜仲、狗脊补肝肾、强腰膝，当归、黄芪补益气血，佐以麦芽、神曲、焦山楂健脾和胃，防止地龙等药损伤胃气，全方攻补兼施，以行气通络为主，佐以补气血，益肝肾，护胃气，共举治疗之效。

案四　李某，女，56岁。

主诉：腰痛伴右下肢酸痛1周余。

患者1周前无明显诱因出现右下肢酸痛，下地行走时伴有右下肢放射痛，活动受限，症状反复，当时未予重视，今日受寒再发腰痛伴右下肢麻木，遂来我院门诊就诊。

现症见患者平素易感乏力，受寒腹泻，便溏。舌苔厚腻，脉滑。

查体：腰椎生理曲度存在，腰部肌肉稍紧张，右下肢放射痛，右下肢直腿抬高试验（+），加强试验（+），右下肢肌张力正常，双跟膝腱反射正常，双下肢远端趾动血运可。

辅助检查：腰部 MRI 示：L3/4 腰椎间盘许莫氏结节，L5/S1 腰椎间盘膨出。

西医诊断：腰椎间盘突出症。

中医诊断：腰痛，寒湿痹阻证。

治法：散寒化湿，通络止痛。

处方：茯苓 15g，炒杜仲 10g，肉桂 5g，干姜 9g，生黄芪 30g，生川芎 10g，生当归 12g，地龙 10g，炒白术 12g，炒麦芽 15g，神曲 15g，泽兰 10g，焦山楂 12g，炒车前子 15g，生泽泻 10g。

14 剂，日 1 剂，早晚温服。

二诊：患者腰部疼痛有所好转，服药期间小便增多，便溏好转。故原方去山楂，加冬葵子 9g，再服 2 周，嘱患者休息，不可过度劳累，避风寒潮湿，并进行腰背肌锻炼。

三诊：患者腰痛较前明显好转，但仍有腰部怕冷，脉濡，胃纳较好，遂原方去炒麦芽、神曲，加制附子 10g，续服 14 剂。

四诊：患者述右下肢酸痛明显好转，病情稳定，去地龙，加通草 6g，续用 14 剂，嘱患者可加强腰背肌锻炼，避风寒，避免久坐。

【师生对谈】

生：本病辨证有什么特点？

师：中医学认为，腰椎间盘突出症多与气血瘀滞、肝肾不调等有关，但本案患者平素易受寒，出现腹泻、便溏，舌苔厚腻，脉滑，有明显的寒湿之象，猜测患者可能常用寒凉之物，或常接触寒湿的环境，寒湿久留而致腰部疼痛、活动受限等症状，治疗上可以选择肉桂、干姜等温经散寒药物，配合茯苓、泽泻等祛湿药物散寒化湿，结合其他补肝肾、强筋骨药物，最终达到寒湿去、疼痛除的效果。

生：本案选方及配伍有何用意？

师：本案患者属寒湿痹阻型腰痛，方中肉桂、干姜散寒止痛，温通经脉，炒白术、茯苓、车前、泽泻利水祛湿，黄芪、川芎、当归益气活血，地龙通络，杜仲补肝肾，强筋骨，炒麦芽、神曲、泽兰、焦山楂固护脾胃，诸药合用而散寒祛湿，通络止痛。

案五　张某，女，62 岁。

主诉：腰疼伴右下肢酸痛 1 年余，加重 3 天。

患者 1 年余前因工作劳累出现腰骶部酸痛，伴右下肢麻木乏力，活动受限，行走时加重，休息可缓解，曾多次在外院治疗，症状反复，3 天前上述症状再发并加重，遂来我院门诊来诊。

现症见患者神清，腰骶部疼痛，右下肢麻木无力，伴有间歇性跛行，右小腿内侧皮肤稍麻木，纳眠可。舌淡红，苔薄白，舌下隐有瘀斑，脉弦涩。

查体：腰椎生理曲度存在，腰骶部局部压痛，棘突叩击痛（＋），活动受限，腰部肌肉稍紧张，下肢直腿抬高试验（－），加强试验（＋），右小腿内侧感觉麻木，右下肢肌张力正常，双跟膝腱反射正常，双下肢远端趾动血运可。

辅助检查：腰部 MRI 示：L4/5 腰椎间盘许莫氏结节，L5/S1 腰椎间盘滑移（Ⅰ度）。

西医诊断：腰椎间盘突出症，腰椎椎管狭窄症。

中医诊断：腰痛，气滞血瘀证。

治法：行气活血，化瘀止痛。

处方：独活 10g，狗脊 12g，煅瓦楞子 15g，炒麦芽 15g，神曲 15g，天麻 9g，焦山楂 12g，落新妇 9g，泽兰 10g，地龙 10g，炒杜仲 10g，莪术 9g，三棱 10g，黄芪 30g，生川芎 10g，当归 12g。

14 剂，水煎服，日 1 剂，饭后服用。

二诊：患者服药 1 周后复诊，自诉腰部和右下肢疼痛略有缓解，自诉难以入睡。舌质淡有齿痕，舌下脉络瘀阻，苔白，脉沉弱。去落新妇、独活，加用丹参 15g，茯苓 15g，夜交藤 15g 以养心安神。14 剂，服用方法同前。

三诊：患者腰部疼痛及活动受限情况显著改善，但下蹲时仍有疼痛，程度较前减轻，睡眠改善不明显。上方去焦山楂，加远志 10g，川楝子 12g。14 剂，日 1 剂，水煎 200mL，早晚分服。

四诊：患者腰部和右下肢疼痛较前明显缓解，睡眠较前好转，继续前方 14 剂，服用方法同前，告知患者平日避免过度弯腰负重，久坐工作时需佩戴腰围保护。

【师生对谈】

生：腰椎间盘突出兼有腰椎椎管狭窄在治疗思路上有何不同？

师：腰椎间盘突出症与腰椎椎管狭窄症在中医上同属腰痛范畴，病因皆为感受寒湿、湿热，或跌仆外伤，气滞血瘀，或肾亏体虚所致。这两者的病理变化都表现为肾虚为本，感受外邪，跌仆闪挫为标。本次就诊患者从事搬运工作，长期工作劳累，出现腰部胀痛，甚如针刺，舌淡红，苔薄白，舌下隐有瘀斑，脉弦涩，为气滞血瘀之象。本着异病同治理论，治疗以行气通络，活血化瘀为主。方用独活，取其祛风通痹之效也，独活之苦甘辛温，能避风寒，邪散则肌表安和，气血流通，故其痛自止也；地龙、莪术、天麻、落新妇祛风通络之力强，三棱、泽兰、川芎行气活血之效优，煅瓦楞子化瘀散结，合杜仲、狗脊补肝肾，强腰膝，当归、黄芪补益气血；佐以麦芽、神曲、焦山楂健脾和胃，防止地龙、落新妇等药损伤胃气，全方攻补兼施，以行气通络为主，佐以补气血，益肝肾，护胃气，共举治疗之效。

生：此患者为何使用落新妇？

师：落新妇具有散瘀止痛、祛风除湿、清热止咳等功效，此患者就诊时自述既往有慢性咽炎病史，故在方中加用落新妇，可活血化瘀兼顾患者咽炎。